苏敬泽
杨连娟　主编
汪振达

GANGTUNBU
BINGZHENG
肛臀部病征
鉴别诊断
JIANBIE
ZHENDUAN

上海科学技术出版社

图书在版编目（CIP）数据

肛臀部病征鉴别诊断 / 苏敬泽，杨连娟，汪振达主编 .
—上海：上海科学技术出版社，2015.1
ISBN 978-7-5478-2363-7

Ⅰ. ①肛…　Ⅱ. ①苏…　②杨…　③汪…　Ⅲ. ①肛门疾
病－皮肤病－鉴别诊断 ②肛门疾病－性病－鉴别诊断
Ⅳ. ① R751.04 ② R759.04

中国版本图书馆 CIP 数据核字（2014）第 209619 号

肛臀部病征鉴别诊断

苏敬泽　杨连娟　汪振达　主编

上海世纪出版股份有限公司
上 海 科 学 技 术 出 版 社　出版
（上海钦州南路 71 号　邮政编码 200235）
上海世纪出版股份有限公司发行中心发行
200001　上海福建中路 193 号　www.ewen.co
浙江新华印刷技术有限公司 印刷
开本 889×1194　1/16　印张：7.75
字数：180 千字　插页：4
2015 年 1 月第 1 版　2015 年 1 月第 1 次印刷
ISBN 978-7-5478-2363-7/R·793
定价：88.00 元

本书与《男性外阴病征鉴别诊断》《女性外阴病征鉴别诊断》共同组成"三阴病征鉴别诊断"系列。以肛周病征：红斑、丘疹、疱疹、鳞屑、肿块、溃疡及色素斑为主线，分别阐述了肛门、臀部常见及少见的皮肤病和性病。本书用彩照250余帧，分述100多种疾病。图片色彩鲜明、病例典型丰富，配以精简、扼要而中肯的文字，鉴别同一病征中的不同疾病。

本书资料丰富、文字简练、深入浅出；又备有相关疾病的简介和治疗要点，随手可查可用，可供皮肤科专业、性病防治机构及基层各科临床医生使用。

内容提要

肛臀部病征鉴别诊断

致谢

仅以此书献给我的朋友企业家王绍平，
我的妻子何小可及女儿苏蓓奇。
感谢他们在我编写全书的过程中给予我
如此多的支持和鼓励。

苏敬泽

肛臀部病征鉴别诊断

主　编　苏敬泽　上海华肤医院，上海市皮肤病性病医院
　　　　杨连娟　上海市皮肤病医院
　　　　汪振达　深圳市第七人民医院皮肤科

副主编　范　敏　深圳市瑞敏皮肤科医院
　　　　张建伟　黑龙江祥云皮肤病医院
　　　　唐　磊　黑龙江祥云皮肤病医院
　　　　张　雷　深圳市第七人民医院

主　审　靳培英　中国医学科学院，中国协和医科大学皮肤病研究所
　　　　吴志华　广东医学院皮肤病研究所

顾　问　吴绍熙　中国医学科学院，中国协和医科大学皮肤病研究所
　　　　王侠生　复旦大学皮肤病研究所，上海华山医院皮肤科

编　者　苏敬泽　上海华肤医院，上海市皮肤病性病医院
　　　　苏　禧　深圳市瑞敏皮肤科医院
　　　　范　敏　深圳市瑞敏皮肤科医院
　　　　汪振达　深圳市第七人民医院皮肤科
　　　　张建伟　黑龙江祥云皮肤病医院
　　　　唐　磊　黑龙江祥云皮肤病医院
　　　　张　雷　深圳市第七人民医院
　　　　汤依晨　上海市皮肤病医院
　　　　龚伟明　上海市皮肤病医院
　　　　章　伟　上海市皮肤病医院
　　　　谭　飞　上海市皮肤病医院
　　　　杨连娟　上海市皮肤病医院
　　　　谭静文　上海市皮肤病医院
　　　　周　洁　上海长征医院皮肤科
　　　　龙　艳　深圳市瑞敏皮肤科医院
　　　　涂均成　广东省高州市人民医院
　　　　刘　静　深圳市第七人民医院

摄　影　苏敬泽　范　敏　苏　禧　汤依晨

编著人员

肛臀部病征鉴别诊断

● 苏敬泽，男，汉族，1943年10月生，广东高州人。1969年毕业于中山医科大学医疗系，1980～1981年上海医科大学首届全国皮肤科临床进修班结业。退休前系上海市皮肤病性病医院（现为上海市皮肤病医院）医生，曾任性病门诊及皮肤病门诊主任。

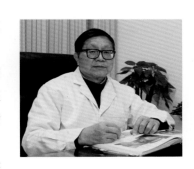

　　从事皮肤病、麻风、性病防治、临床教学及研究30余载。1970～1985年在广东医学院任教，兼皮肤病研究室及免疫室工作，1985～1988年在中国医学科学院协和皮肤病研究所、《中华皮肤科杂志》编辑部、中国医学科学院协和皮肤病医院工作，并为研究生导师小组成员。曾主编《女性外阴病征鉴别诊断》（2013年上海科学技术出版社）、《男性外阴病征鉴别诊断》（2005年上海科学技术出版社）、《性病防治彩色图谱》（1995年上海科学技术出版社）、《现代中医皮肤性病学》（2001年上海中医药大学出版社），参加编写《实用中西医结合皮肤病学》（2007年中国协和医科大学出版社）、《自我防治银屑病》（2004年上海科学技术出版社）、《现代皮肤性病彩色图谱》（2000年广东人民出版社）、《皮肤性病直接镜检图谱》（2001年广东科技出版社）、《中国妇幼保健大全》（1998年上海远东出版社）、《妇幼保健360问》（1990年上海人民出版社）、《实用皮肤病学》（1980年广东科技出版社）和《性病／艾滋病临床管理》（1972年中国欧盟性病／艾滋病培训项目）。已发表医学论文60余篇、译文及综述20余篇、医学科普文章数十篇，多次在全国皮肤科年会及中日、中韩皮肤科年会上宣读论文。曾参与"婴幼儿疥疮研究""皮肤免疫荧光病理学研究"及"花斑癣个体易感性""尖锐湿疣治疗对比"等课题研究。后期着重手足皮肤病、小儿皮肤病及药物封包治疗甲真菌病的研究，均已取得初步成果，并发表相关论文。

序言一

● 皮肤病和性病学科领域与其他临床学科一样，要造就一名比较成熟、能"纵横捭阖"的临床医生，非得有近十年乃至二三十年的磨练不可。这不但需要个人坚定的心志和聪颖的文思，更必须有对事业的执着追求、丰富的临床经历和漫长的时光沉淀。

苏敬泽医生堪称是一位不辞辛苦、在皮肤性病学科临床上执着的求索者。他有颇深的临床造诣和良好的教学经验，尤其在对局部皮肤疾患的鉴别、疑难疾病的认知方面，常有明晰的见解。正如其自己所言：做好了一位称职的皮肤科医生。

近年，他主编了《性病防治彩色图谱》《癣病与湿疹》《自我防治银屑病》等，为《现代中医皮肤性病学》等专著的副主编，此次充分发挥其所长，编写了《男性外阴病征鉴别诊断》《女性外阴病征鉴别诊断》及其姊妹篇《肛臀部病征鉴别诊断》。《肛臀部病征鉴别诊断》有彩图250余幅，以病征为纲，罗列了肛臀部病种100多种，工程浩大，实是难能可贵。相信此书对皮肤病、性病科学的后学者及相关科目的临床医生将大有裨益。本人为其艰巨的劳动、精心的工作称贺，并预祝此书早日付印。

苏医生为我院1980年首届全国皮肤科临床进修班学员，多年来始终工作在皮肤科学领域的第一线。当我看到他事业上有所成就，内心总是欣悦不已，为嘉勉其不屈不挠、不畏艰险的治学精神，鼓励其更好地为皮肤科学做出贡献，本人欣然执笔，草此为其作序。

复旦大学皮肤病学研究所原所长
教授、博士生导师
中华医学会上海皮肤科分会名誉主任委员

王侠生　　于复旦大学
2014年夏

皮肤病、性病是以皮肤黏膜为平台所展示于外表，但又广泛联系全身各系统的疾病。其临床表现各异，变化万千，尤其是形态、色泽，可谓"绚丽多彩"、复杂多样。由此，使得临床医生"眼花缭乱、莫衷一是"，难以诊断，不好治疗；甚至会难以决定进一步检查、诊断。因此，迫切需要一些直观的、表象的、有指点迷津作用的启示性教材来启发思路；需要有点拨作用的参考资料，尤其是图文并举的书籍来指导临床诊断，启发引导如何进一步检查，以决定治疗方案，告诉患者如何配合医生检查、诊治，以治好疾病。

性传播疾病（sexually transmitted disease, STD）是一组以性行为作为主要传播途径的传染性疾病，性行为涉及男女两性。性传播疾病开始时主要表现为外阴、肛门病变，所以在对男女阴部和肛门表现的一些皮肤病和性传播疾病进行诊断与鉴别时，确定疾病性质是最重要的一环。为此，苏敬泽医生分别于2005年和2013年主编了《男性外阴病征鉴别诊断》及《女性外阴病征鉴别诊断》，此次，又与杨连娟、汪振达等医生合作，根据多年来的临床医疗教学经验，共同编写了《肛臀部病征鉴别诊断》。该书具有独特性与实用性，对广大皮肤科、性病防治机构、妇产科、泌尿外科，尤其是活跃在第一线的广大全科医生具有参考价值。

随着学科的不断发展，医学的深入研究，皮肤病、性病的病种逐渐增多，至今已达数千种。但是仅一种梅毒，在皮肤黏膜上的表现，根据病期就可分为早期梅毒、晚期梅毒；临床上又可分为初期硬下疳、二期梅毒疹、三期梅毒疹。仅在梅毒疹上，又可分为早发或晚发梅毒疹；临床上可表现为斑疹、丘疹、结节、溃疡和树胶肿等原发或继发性皮肤病。因此，国外著名的梅毒学者Stoher曾描述梅毒是"善变"的模仿者。本书的作者抓住了其"善变的脸"，通过多部位、多幅临床真实的照片，反复对照以说明需要用来与之做鉴别诊断的一些皮肤病、性病，尤其是可出现在男女阴部和肛臀部的各种皮肤病、性病。新中国成立后，经大力防治，消灭梅毒十几年，梅毒及其他性病的一些少见的临床表象已近乎绝迹，更少有人单独把位于阴部、肛臀部的各种皮肤性病专门以图鉴形式进行介绍。本书正是填补了该领域的空白，相信本书的问世一定会在这领域起到先驱的作用。

这里应该强调的是，人体为一个有机整体，当见到肛门及其周围皮肤病、性病表现时，一定要密切联系患者的全身情况进行全面考虑，切不可以偏概全，否则就会引致"瞎子摸象"的片面认识。相信读者一定会从点至面、由表及里、去伪存真地整体考虑，而不是片面地、分割地来考虑诊断。因此，必须由此及彼、举一反三地理解作者的用意，这样才能更好地发挥本书的真正作用。

中国医学科学院、中国协和医科大学皮肤病研究所
教授、博士生导师

吴绍熙　　于金陵
　　　　　2014年6月

其实在《男性外阴病征鉴别诊断》出版后不久，我便开始了《女性外阴病征鉴别诊断》和《肛臀部病征鉴别诊断》的筹备编写工作，欲汇编成"三阴病征鉴别诊断"系列丛书。在上海科学技术出版社的支持下，《女性外阴病征鉴别诊断》在2013年1月已经出版，《肛臀部病征鉴别诊断》现在也即将出版。

与阴部疾病一样，如此大量的肛臀部病征照片，只有在20世纪90年代性病一度暴发的时期才能获得。如今，随着性病防治工作的发展、医学卫生知识的普及、社会法制的完善和自我保护意识的增强，想获得如此多肛臀部病征照片，似乎更加困难。所以，我将这些资料收荟汇集，做成路砖，为后学者铺平道路，以便使他们增加认识，一旦遇到某些疾病，能在从未谋面的情况下诊治它们。因为我深知，一个医生终其一生也不可能认识所有疾病，但任何一种皮肤病都可能邂逅某位医生，需要医生对其做出诊断。所以"见识"越多越好。

肛门及其周围部位皮肤由于潮湿、排便等因素经常出现各种不适，又由于部位隐秘，患者难以诉说。先天的疾患、感染性疾患、内脏疾患、物理化学性损伤、良恶性肿瘤以及老年的退行性变化无一例外并均可以发生于肛臀部，迫使人们去关注它。它们呈现在我们面前的便是皮肤病与性病的病征。

众多的疾患，尽管各自的病因殊异，但某一时刻可能呈现相似的特征——病征。然而这些相似的特征却因内涵的本质不同而存在着微小的差异，凭此人们可对它们予以区别。因此本书得以抓住某种病征，罗列可能相关的疾病，加以对比，以便医生区别与诊断出具体的疾病。读者则可以从看图识病中联想到和初步认识自己可能正在怀疑的、需要区分的某种疾病；进而主动寻医，以求救治。我正是怀此目的而奉献出了这本《肛臀部病征鉴别诊断》。

上海市皮肤病性病医院
苏敬泽
2014年6月25日

自序

肛臀部病征鉴别诊断

● 病征（疾病的重要典型症状与体征）常是患者求医的原因，是医生做出临床诊断的第一步，也是基本依据。进一步正确诊断，是由主要病征引导深入，而后做出的。

临床上，在患者身上呈现的基本相同的病征，其实仔细分辨仍然是各具特点的。这些细微的差异，纷呈出各种疾病内蕴的真正本质，为此医生得以鉴别它们，从而做出基本正确的初步诊断，给予患者最快又基本正确的治疗。读者则可以从看图识病中联想到和初步认识自己可能正在怀疑的、需要区分的某种疾病；进而主动寻医，以求救治。

我在30余年的医疗实践中，十分注重区别皮肤病、性病的主要特征，用以诊断和指导治疗，并一直想将其集中编写成册，供初学者及临床医生参考，使其养成一种面临某种疾病展开横向诊断的思路，尽可能在诊断上少走弯路。然而疾病在产生、发展的过程中是逐渐展现其外观特征的。因此，要求学者必须对每一种疾病先要有纵深的认识（即对病因、病理机制、临床表现及治疗的认识），并能把握不同时期充分展现的典型特征，才能进行病征鉴别诊断。显然我们这里所指的病征，并不能涵盖所有疾病的相关特征，也不能罗列出某一种疾病发展全过程的特征，仅仅是其中某一时点较为典型的症状与体征而已。

《肛臀部病征鉴别诊断》一书共编辑了肛臀部疾病、性病及其他100余种疾病，大部分为作者们在临床中拍摄、收集。在本书编辑的过程中曾得到全国各地专家与学者们的大力支持，吴志华、虞瑞尧、刘荣卿、张民夫、李志文、叶培民、靳培英、廖兴元、陆曙民等专家教授曾提供珍贵的照片，使本书增色不少。另外，为使本书尽可能全面、臻善，我们引用了中外文献以及某些罕见的国内外书刊的图片，特此说明。编者特在此向各地的专家教授及国内外的作者致以由衷的谢意。

本书是应当前大量门诊工作的需要而编写，也是一种初步尝试和粗浅体会。因对临床病征的总结及提炼尚未臻熟，所以本书不尽如人意，其中可能有较多的重复和矛盾，希望读者在参阅与使用过程中若发现错谬请不吝指正，以期修改，从而在进一步编写其他疾病专著时得到启迪。

编　者

2014年6月

肛臀部病征鉴别诊断

前言

目录

肛臀部病征鉴别诊断

一、病征及病征鉴别诊断概述

所谓病征，是指临床上由患者所诉的症状和医生检查时发现的体征，归纳出的一类相关的、相似的临床表现（即占主要地位的、突出的症状和体征）。不同的病原体（病因因素）可能导致相同的病征。就皮肤病和性传播疾病（STDS，简称性病）而言，典型的病征最常见的有尿道分泌物和阴道分泌物异常、龟头炎、阴囊肿大、腹股沟肿块等。其病因及所属的病种可能有许多，但临床表现上均有共同的分泌物增多或色泽、状态、气味的异常，或局部红斑鳞屑、红肿、糜烂与相似的外观。故单单根据病征不能确诊某一种疾病，却可以初步诊断为某一类疾病。

传统的诊断方法有两种。①病原学诊断：用实验室方法检出某种疾病的病原、病因，然后确定诊断。②临床诊断：依据临床经验，抓住与某一疾病相关的特异性症状和体征，做出特定诊断。病原学诊断方法可做出正确的诊断，但实施检测的技术人员必须要经过严格的培训，做出诊断所需的费用较高而且费时，往往在开始治疗时尚得不到实验室诊断。而临床诊断方法必须由经验丰富的医师操作，然而即使很有经验的医师也有可能发生误诊，其准确性只有50%。对临床医生来说，在医疗实践中，在繁忙的门诊工作时，有许多因素影响他们采用第二种方法诊断和治疗疾病，所以实际上临床医师们已经在使用病征诊断。

鉴于性病在世界范围内流行，世界卫生组织（WHO）1993年面对同样的情况，组织专家讨论并制定了一套方法，用性病的一组症状与体征（病征），及时对患者进行诊断与治疗。治疗的是所有引起这组病征的多种疾病，而不是诊断具体、某一种性病。此方法称为病征处理方法，其思路与上述不谋而合，故作者延伸此方法，结合多年的临床体会，认真区别各种病征在不同疾病中呈现的表征差别，以此做出初步诊断。由此提出"病征"鉴别诊断，并应用于皮肤病与性病的临床实践。如前述提到的女性"分泌物异常"，其共有的特征为阴道分泌物增多，形、色、味异常，依其分泌物黄脓、稠厚者可初步诊断为淋病；若为乳白色稀薄可诊断为非淋球菌性阴道炎；豆浆样、有鱼腥味可诊断为细菌性阴道病；薄白而有气泡可能是阴道毛滴虫病；若带有乳状及干酪样物更可能是念珠菌性阴道炎。

病征鉴别诊断可分为三步进行：首先按患者主诉及体检发现，找出主要的症状与体征，确定病征；然后根据以往的临床经验，按常见病征的多发病常见概率鉴别各种可能疾病；最后依临床诊断的基础找出症状与体征最为吻合者，做出某种疾病的初步诊断，给予治疗并沿此方向进一步做出病原学诊断。例如作者在性病防治工作的前5年曾在临床观察3 750例外阴的皮肤病和性病，列出11种常见病征，其百分比分布如表1-1（当时未做肛臀部病征统计）。

病征鉴别诊断可即时做出初步诊断，为及时治疗，进一步实验室检查提供方向，避免漫无目的地为寻找病因而花费大量时间及金钱。病征鉴别诊断是为了承临床诊断之上，启病原学诊断之下的实用诊断方法，可作为上述二者有机结合的桥梁。作者认为这种联合横向的思维方式，必将对今后学者在临床上做鉴别诊断时有启迪性的作用。

表1-1 外阴常见病征百分比

病　征	百分比（%）	病　征	百分比（%）
尿道分泌物	41.73	耻毛区瘙痒	4.32
外阴溃疡	11.42	阴囊肿大	3.76
腹股沟皮炎	11.30	腹股沟肿块	2.47
阴囊瘙痒	9.40	外阴结核异常	1.36
龟头炎	7.22	外阴色斑	1.02
尿道口红肿	5.87	其他	0.13

二、肛门及其周围病征的检查

病征常常是患者求医的动力，因此通常不难发现。但患者多数未曾接受医学训练，不能正确使用医学术语，故其提供的"病征"也许不正确，语言亦欠规范。比如人们常把创面或损害的分泌物渗出称为"流水"，把糜烂、水疱或者溃疡说成"破碎""生疮"等。加之各地区使用的方言不同，表达的概念更加不规范，欠准确。因此必须牢记与患者交谈时要使用医患双方都能理解的语言。详细询问病史对取得病征概念十分重要。

（一）病史

采集病史时必须注意保护就诊者隐私权。因此首先应该具备一个安静、无外来干扰、不为他人所知的就诊环境。其次，医生的态度必须是友好的、文雅的。因为就诊性器官、肛门疾病的患者（无论是性病性的还是非性病性的）并非都是性乱者或嫖娼者，故批判性的、讥讽语言及态度是绝对不可取的。同时医生必须掌握与就诊者的交流与沟通技巧。总之，病史的采集对诊断和治疗十分重要。

1.询问病史的技巧

（1）在使用语言上，应使用双方均能理解的措辞，医生不可使用专业术语，因为后者可能会产生错误的理解。

（2）开始时用开放性问句，如"你有什么不舒服吗？"以后再运用非开放性问句，如"你最近一次性行为是何时，用避孕套吗？""痛不痛？"

（3）向患者提出的问题应该是明确的，每次只提一个问题，勿致患者误解或窜解。

（4）开始时不提诱导性或暗示性的句子，如

"你这个地方痛，是吗？""初起便有的，是吗？"以免患者迎合问者的意思。

（5）不必一次性把问题全部问毕，有时可在体检时或过后再次询问一些问题。

2.询问病史注意要点

（1）目前病征持续时间，最好用直接询问的方式。

（2）目前和近期处理、治疗的情况，包括医师指导用药及个人用药。

（3）目前总的健康状况。

（4）以前是否患过性病或泌尿生殖系统疾病，用药史及家族史。

（5）近期性接触的时间、类型（夫妻、婚外、同性恋）、方式（性交、口交、肛交、手淫）及所采用的初级预防措施（清洗、用安全套、事后用药）。

（6）性伴侣是否有肛肠科及泌尿生殖系统症状，产科、妇科病史，月经史及避孕方法。

（二）体检

体格检查是证实和获得病征的最初和最直接的取证步骤。体检必须在隐蔽的场所、充足的自然光或日光灯照明下进行。应尽可能多地暴露被检区域，以便做全面观察。除着重检查肛门及其周边部位外，并应检查全身皮肤及黏膜。检查步骤如下：

（1）观察阴毛、生殖器及肛门部位皮肤，检查内裤有无分泌物和污物的痕迹。

（2）触诊腹股沟淋巴结有无肿大，翻起包皮，检查包皮内板和龟头，掰开肛门，尽可能看清肛门口及齿状线的损害。

（3）触诊睾丸、附睾和输精管。

（4）对疑有前列腺感染的患者应做直肠指检，同时采集标本送化验室检查。

通常肛门和臀部这两个部位可以同时检查到，因为面积大、周围皮肤光滑，其病征易为肉眼发现（图2-1～2-8）。

表2-1 体检要求表

（1）要求患者屈膝位或臀位，解开裤子并退到膝盖部位，充分暴露臀部区域

（2）扫视外阴及阴毛区大体情况，注意有无阳性体征；检查内裤上有无分泌物、沾污及寄生虫痕迹（如阴虱等）

（3）检查外阴，注意有无皮疹，然后戴手套检查大小阴唇，检查阴道前庭表面及尿道外口有无皮疹、红肿和溃疡等

（4）检查尿道口的分泌物，如无明显分泌物，检查者可戴手套

（5）检查外阴、有无皮疹或红肿。男性触及睾丸、精索和附睾，检查是否有压痛或肿大；女性检查阴道及附件

（6）触诊腹股沟部位，检查是否有肿物及淋巴结肿大

（7）检查阴毛处有无虱子及虫卵，会阴、肛门及肛周是否有皮疹及分泌物

（8）可疑患者应进行直肠检查，按摩前列腺以备取前列腺液化验；女性双合诊

（9）记录检查结果

注：体检注意事项：①应设专门体检室，阳光或光照需充足，温度适宜，使用一次性检查用品以免交叉感染。②医生态度要温和、亲切，检查前交谈以消除就诊者的紧张感。如行尿道采样或前列腺按摩时，应向患者解释必要性、可能产生的不适应及如何与医生合作，使其有足够的思想准备。操作时应与患者交谈，以分散其注意力，减少紧张感。③了解就诊前的用药情况。如有用药史，应了解药名、剂量、疗程及停药时间，排除其对检查结果的影响，以保证体检及取样化验结果的可靠性。

（三）肛门及臀部病征的检查

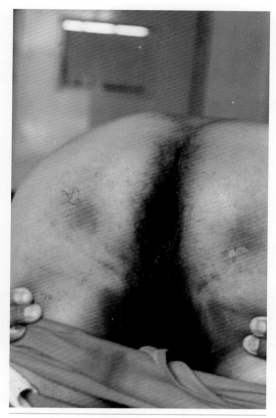

图2-1 肛臀部检查：大体检查范围。

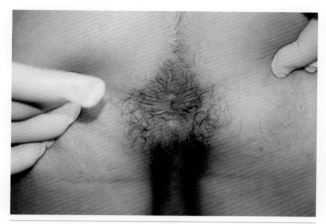

图2-2 肛门口的全面暴露：有利于检查。

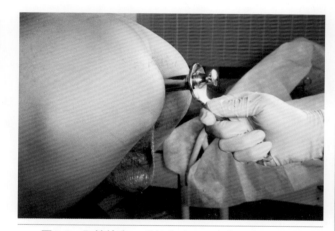

图2-3 肛镜检查：以便发现肛口及直肠的阳性征。

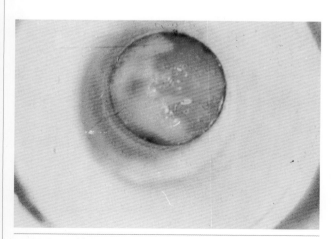

图2-4 直肠镜所见：肛管黏膜表面可见脓性分泌物。

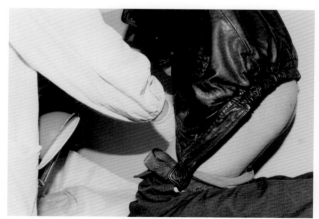

图2-5 同时检查外生殖器区：注意外阴是否阳性征。

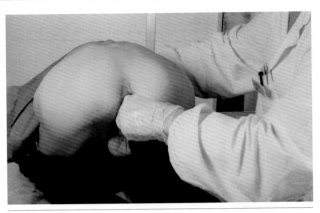

图2-6　少数需检查前列腺：可排除前列腺问题。

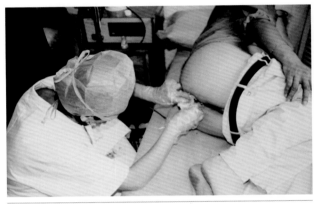

图2-7　前列腺检查：侧位取样。

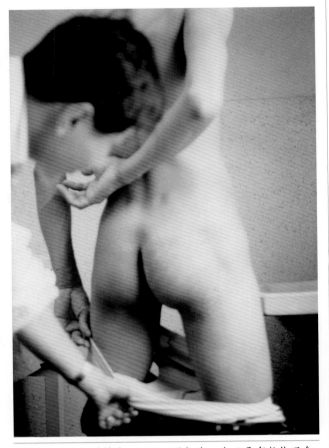

图2-8　全身皮肤检查：不可以偏概全，务必要有整体观念，局部的病征可能是全身疾病的一部分。

三、肛门及其周围瘙痒

（一）概述

肛门及其周围皮肤的瘙痒即肛周瘙痒，是一种常见的局部瘙痒症。一般只限于肛门周围，有的可蔓延到会阴、外阴或阴囊后方。瘙痒在医学辞典中的定义为：令人不快而引起搔抓的感觉，发生机制复杂。瘙痒为患者的自觉症状，具有显著的主观性。不同疾病或同一疾病不同患者的瘙痒程度有明显差异，有剧烈瘙痒、轻微瘙痒和偶发瘙痒等；瘙痒的性质也各不相同，有持续性、阵发性和闪电式等。不伴或可伴某些皮损的表征，这些背景性的皮疹，很可能有诊断意义，应仔细区别。

1. **非感染性**
   肛周瘙痒症
   接触性皮炎
   脂溢性皮炎
   银屑病
   肛门湿疹

2. **感染性**
   念珠菌性肛门瘙痒
   蛲虫皮炎
   阴虱

（二）肛门及其周围瘙痒鉴别

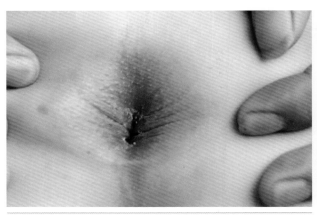

图3-1　肛周瘙痒症：为精神性的，外观基本正常，无原发皮疹，可因搔抓致红斑或表皮剥蚀。

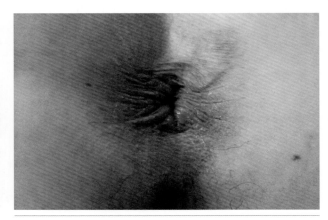

图3-2　肛周瘙痒症：搔抓后淡红斑、斑片。

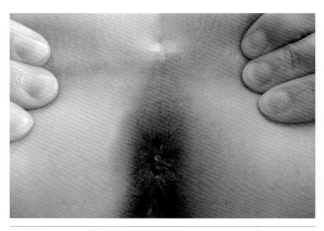

图3-3　肛周瘙痒症：长期搔抓后淡红斑、浸渍和裂隙。

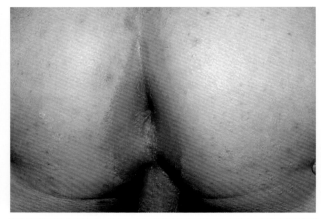

图3-5　念珠菌性肛门瘙痒：红色浅表糜烂，可见白膜样分泌物。

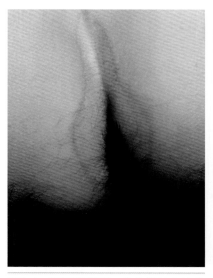

图3-4　肛周瘙痒症：长期搔抓后边界清楚的淡红色斑片，边缘色素沉着。

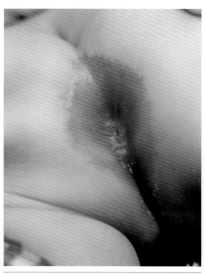

图3-6　念珠菌性肛门瘙痒：搔抓至红斑及浅糜烂。

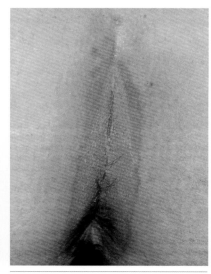

图3-7　银屑病：间擦位，潮湿浸渍，鳞屑多为白色、易刮脱，露出血膜和出血点。

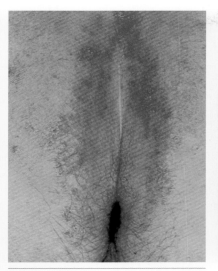

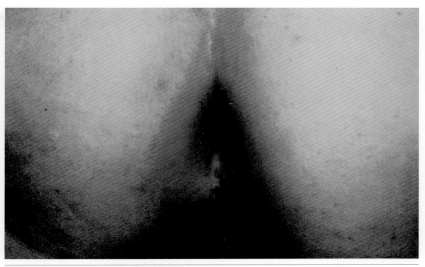

图3-8　银屑病：示大片红斑，边缘有鳞屑性红丘疹。

图3-9　接触性皮炎：接触化学药物部位炎症明显，形状与接触部位相对应。

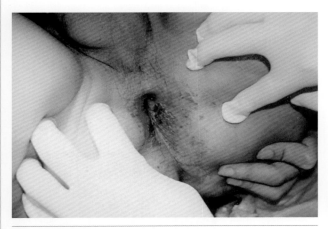

图3-10　接触性皮炎：本例是激光治疗后外用药物刺激所致，肛门周围有不规则的红斑及糜烂。

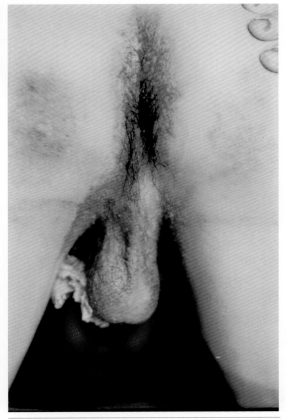

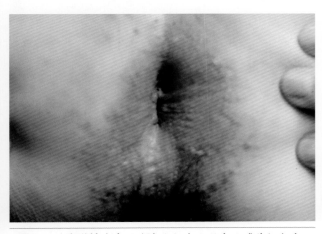

图3-11　脂溢性皮炎：为表浅红斑上附有油腻黄红色痂。

图3-12　脂溢性皮炎：肛周及外阴、股内侧均有黄红色、油腻性痂或鳞屑。

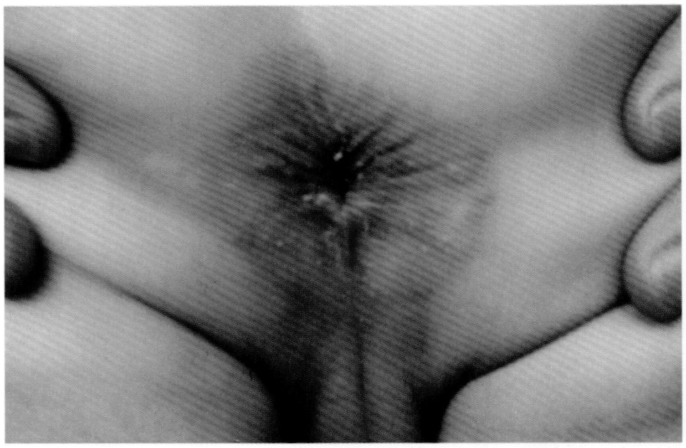

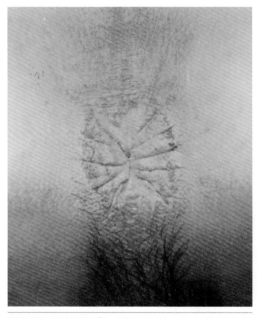

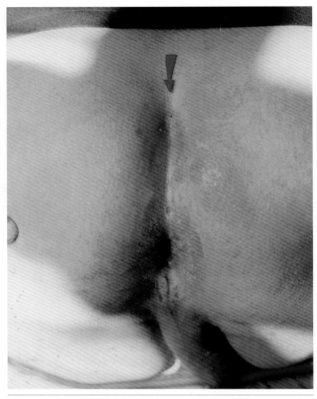

图3-13　蛲虫皮炎：多见于小孩，表面干燥的鳞屑性红斑，夜痒为甚，涂片可检出虫卵。

图3-15　肛门湿疹：原发疹为针尖大小的丘疹、丘疱疹，簇集分布；红斑上有点状糜烂性结痂。

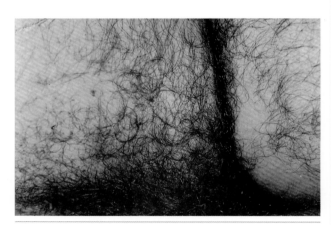

图3-14　肛门湿疹：慢性湿疹，长期搔抓致轻度苔藓化，有点状糜烂、结痂。

图3-16　阴虱：可见褐色扁平成虫。

四、肛门及其周围红斑

（一）概述

红斑是指局部皮肤和黏膜红色改变，既不高起，也不凹陷，表面无新生物、分泌物等。红斑的形态多变，种类繁多。按压可退色者一般为炎症性、感染性充血红斑，压而不退者常为非炎症性、非感染性红斑。临床上以红斑为主要表现的皮肤疾病较多，广泛涉及儿科、内科、传染科和皮肤科领域。红斑形态多变、种类繁多，随着疾病病情及病程的不同而表现出不同的色泽及损害，仔细观察皮损、详细询问病史、结合病理及相关的实验室检查，有助于做出正确诊断。

1. 非感染性	新生儿表皮松解性皮炎	2. 感染性
肛裂	肠病性肢端皮炎	念珠菌性皮炎
接触性皮炎	过敏性紫癜	偏结核样型界限类麻风
间擦皮炎	川崎病	股癣
尿布皮炎	持久性隆起性红斑	尖锐湿疣
人为损伤	毛细血管扩张症	梅毒
离心性环状红斑	膨胀纹	淋病
荨麻疹	擦伤（肛交损伤）	

（二）肛门及其周围红斑鉴别

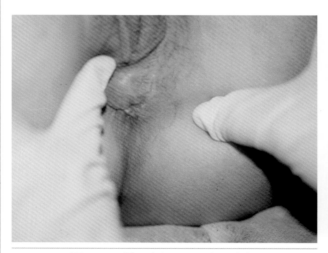

图4-1　肛裂：皮损区可见条状裂隙。

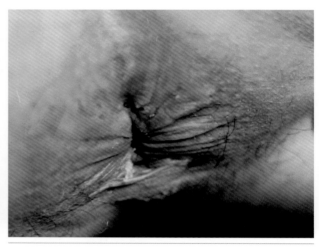

图4-2　肛裂：肛周放射状裂隙。

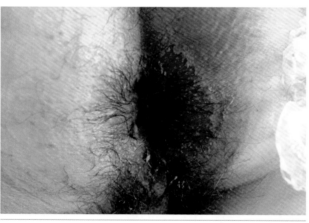

图4-3　接触性皮炎：右侧肛门口外擦药物所致肛周境界清楚的糜烂面，左侧大片红斑为间接接触所致。

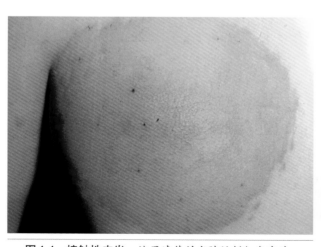

图4-4　接触性皮炎：边界清楚的水肿性鲜红色斑片。

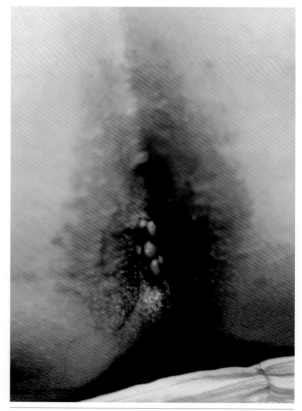

图4-5　接触性皮炎：外用不明药物致大片发红、周围有粟粒大丘疱疹。

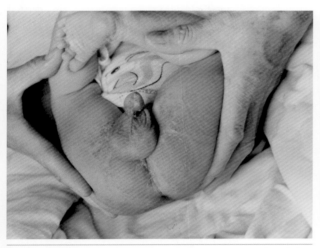

图4-6 接触性皮炎：接触尿布、尿液及大便所致，弥漫潮红。

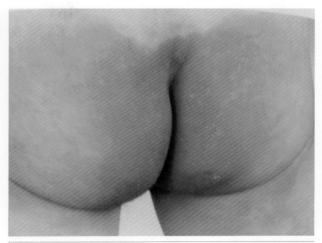

图4-7 接触性皮炎：臀部、大腿边界清楚的暗红色斑片，边界清楚。

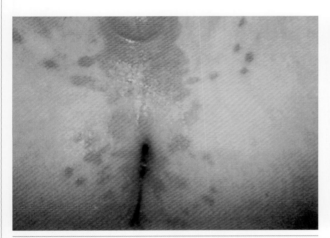

图4-8 念珠菌性皮炎：红斑和斑片，边缘有红痱样丘疹。

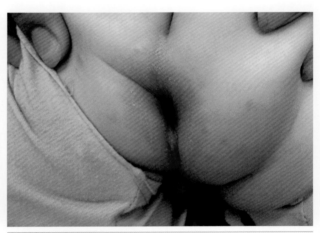

图4-9 念珠菌性皮炎：幼儿肛周红斑和斑片，边缘细小脱屑，边界清楚。

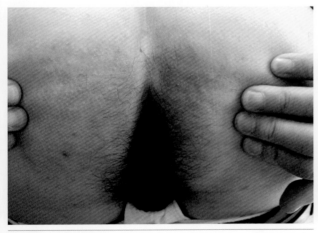

图4-10 念珠菌性皮炎：肛周红斑和斑片，边缘少量脱屑，边界欠清楚。患者真菌镜检阳性，培养为白念珠菌。

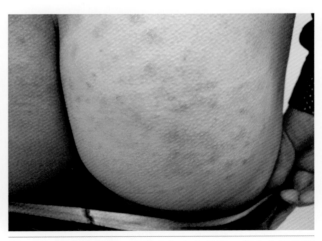

图4-11 不典型股癣：右臀部红斑和脱屑，部分皮损呈环状、半环状。

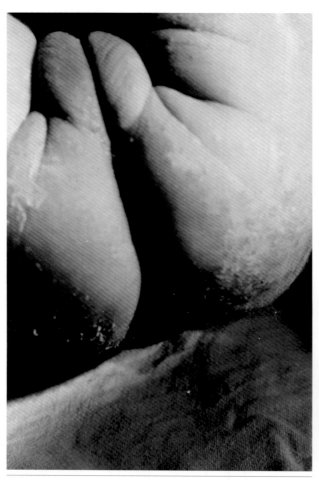

图4-12　间擦皮炎：臀部和两股间大片糜烂红斑，伴刺激性皮炎的红丘疹和丘疱疹。

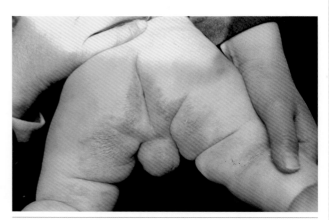

图4-13　尿布皮炎：仅尿布接触部位有红斑丘疹，皮肤皱褶处空白无疹。

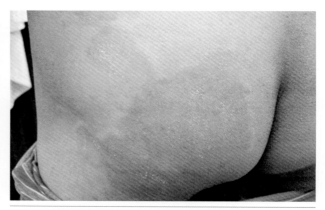

图4-14　离心性环状红斑：左臀环形、半环形水肿性红斑，中间少量脱屑。

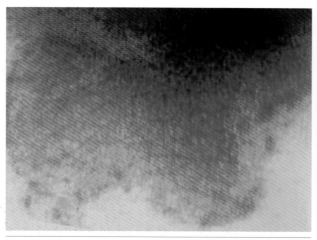

图4-15　离心性环状红斑：初为圆形红斑，中心消退，周边扩展融合成花朵形。

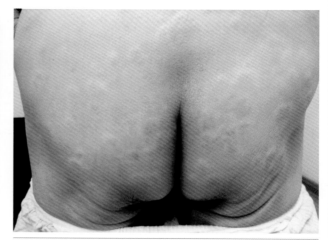

图4-16　荨麻疹：大小不等的水肿性红斑和风团，融合成不规则斑片。

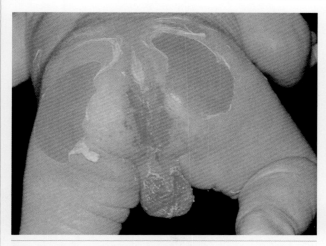

图4-17 新生儿中毒性表皮坏死松解症（Lyell's syndrom）：肛臀部大片弥漫性红斑，表面大片表皮松解坏死、露出糜烂面，可有水疱并存。

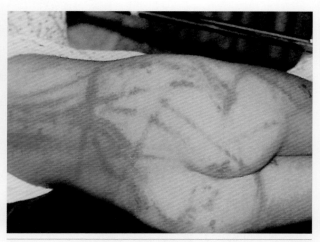

图4-18 人为损伤：纵横交错的不规则条状红斑，系鞭挞所致。

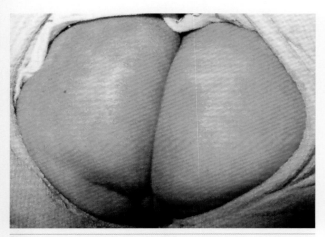

图4-19 肠病性肢端皮炎：边界清楚的红斑，发于肛门、腔口及肢端。

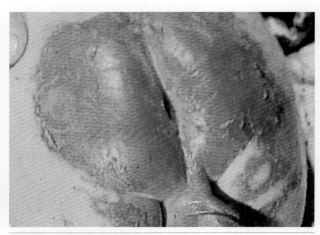

图4-20 肠病性肢端皮炎：边界清楚的斑片，上覆片状脱屑。

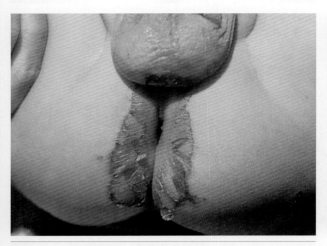

图4-21 肠病性肢端皮炎：肛周及其周围皮肤明显炎症，呈暗红斑，表面糜烂渗出，皮疹边缘干燥、有小脓疱。

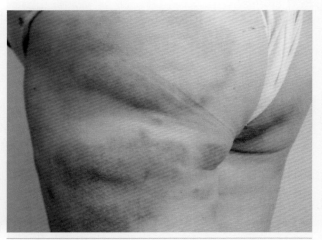

图4-22 偏结核样型界限类麻风：大小不等的暗红色斑片，边界清楚，有浸润感。

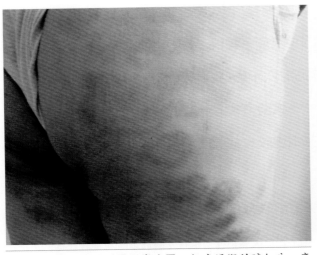

图4-23　偏结核样型界限类麻风：轻度浸润的暗红斑、麻木、触温觉感觉异常。

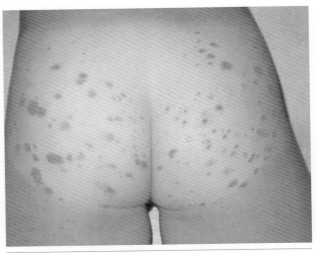

图4-24　过敏性紫癜：红斑和紫癜隐约可被触及。

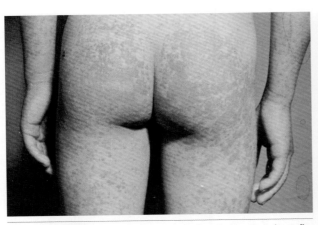

图4-25　过敏性紫癜：突发大小不等的红紫斑，血小板正常。

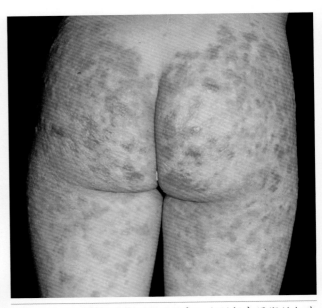

图4-27　持久性隆起性红斑：臀部、大腿根部浸润性红斑和结节，少量色素沉着斑。

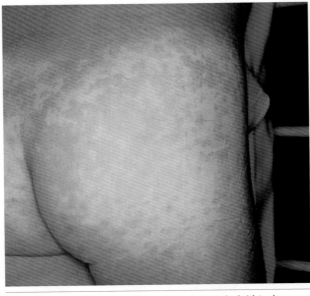

图4-26　川崎病：发热，早期出现的麻疹样红斑。

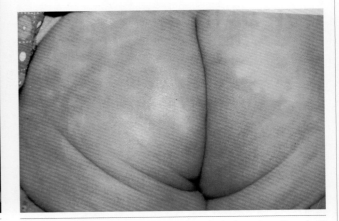

图4-28　毛细血管扩张症：暗紫红色斑片，呈网状、大理石样皮肤。

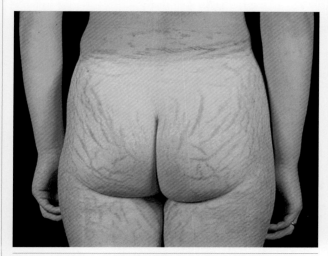

图4-29 膨胀纹：沿皮纹排列的线状淡红色萎缩纹。

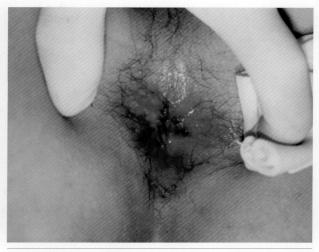

图4-30 擦伤（肛交损伤）：同性恋肛交后红斑，同时有损伤及肛管水肿。

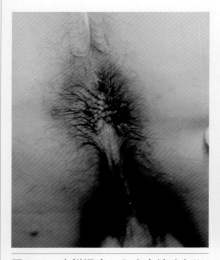

图4-31 尖锐湿疣：乳头瘤样增生物，周围皮肤发红是外用药物所致。

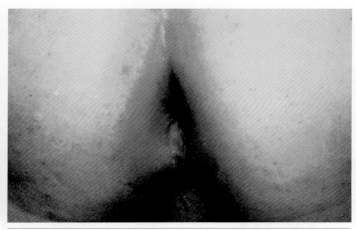

图4-32 梅毒：硬下疳与皮炎共存，可见硬性浅溃疡位于肛门左侧。

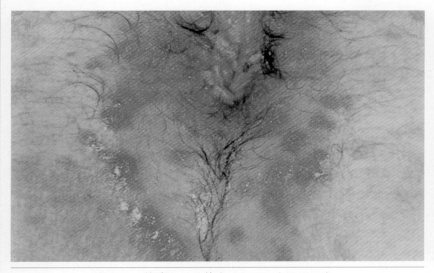

图4-33 梅毒：二期梅毒，肛周红斑及湿丘疹。

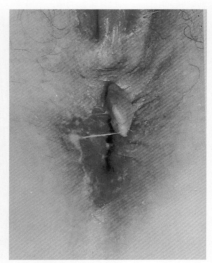

图4-34 淋病：肛周红斑、浅表糜烂，表面脓性分泌物。

五、肛门及其周围丘疹

（一）概述

肛周丘疹是指肛门周围及臀部皮肤出现局限性、实质性隆起皮面的皮损，通常直径<1 cm，丘疹可以相互融合成斑块，可见于多种疾病。根据疾病的不同，丘疹可有多种表现，可单发或多发，表面可光滑或粗糙，顶部可呈圆形、尖形、乳头状或菜花状，可有瘙痒、疼痛感，也可无自觉症状。

1. 非感染性
湿疹样皮炎
湿疹
原发性皮肤淀粉样变性
皮肤钙质沉着症
汗孔角化病
黑棘皮病
皮脂腺肥大
匐行疹

2. 感染性
鲍温样丘疹病
丝状疣
尖锐湿疣
扁平湿疣
传染性软疣
带状疱疹
蛲虫病
阴虱
疥疮

瘤型麻风
丘疹坏死性结核疹
疣状皮肤结核

3. 肿瘤性
皮肤纤维瘤
浅表性脂肪瘤痣
多发性脂囊瘤
早期鳞癌

（二）肛门及其周围丘疹鉴别

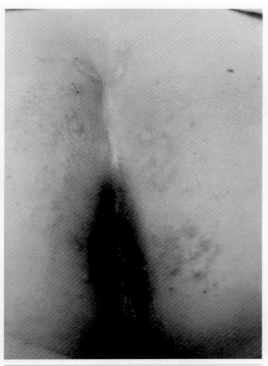

图5-1 湿疹样皮炎：红斑、丘疹，融合成斑块。

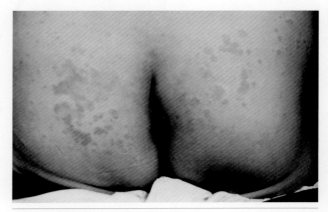

图5-2 湿疹样皮炎：两侧臀部有红色、簇集、针尖至粟米大小的丘疹和丘疱疹。

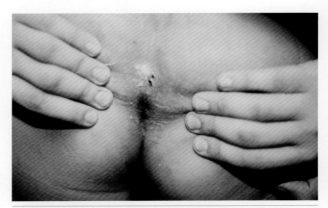

图5-3 湿疹：因搔抓引发苔藓样丘疹。

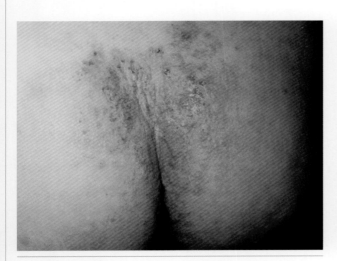

图5-4 湿疹：亚急性期，由簇集丘疹及结痂组成。

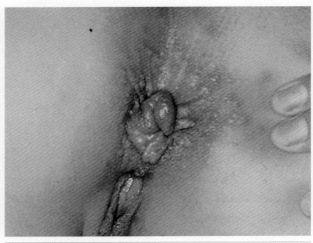

图5-5 湿疹、外痔：红斑、斑片、边缘丘疹、丘疱疹，肛口突出外痔。

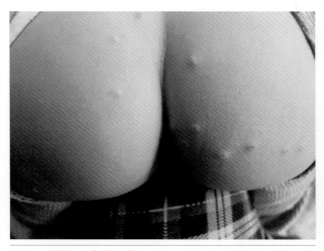

图5-6　婴儿丘疹型湿疹：肤色、淡红色丘疹和丘疱疹，反复发作，抓破结痂，瘙痒明显。

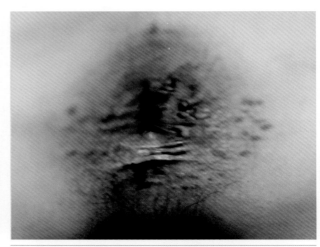

图5-7　鲍温样丘疹病：可见褐色痣样丘疹。

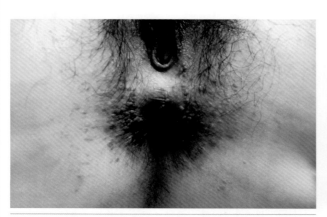

图5-8　鲍温样丘疹病：肤色、淡褐色圆形丘疹，表面无光泽。

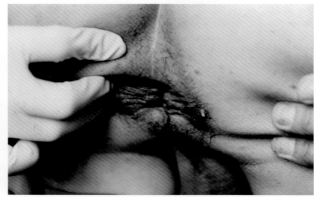

图5-9　丝状疣：肛周3点钟处可见丝状角化丘疹。

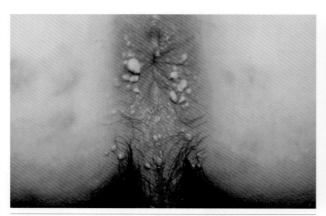

图5-10　尖锐湿疣：肛周、会阴灰白色角化性丘疹，米粒至黄豆大小。

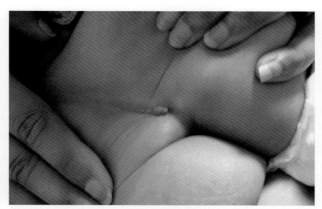

图5-11　幼儿尖锐湿疣：臀沟处淡红色丘疹。

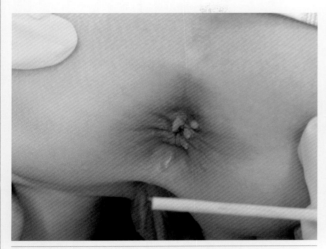

图5-12 幼儿尖锐湿疣：肛周可见多个乳头状新生物。

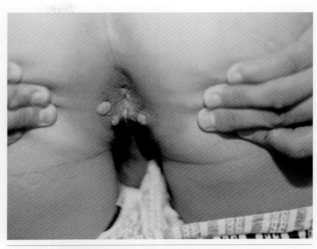

图5-13 扁平湿疣：多为孤立、扁平、潮湿的丘疹、斑块。

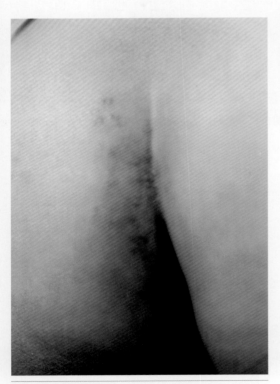

图5-15 带状疱疹：初发表现为刺痒的红色小丘疹和丘疱疹，带状分布。

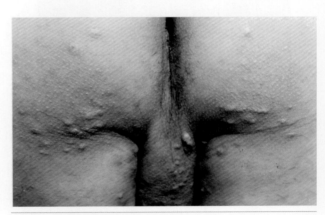

图5-14 传染性软疣：为散发、孤立皮色丘疹，表面光滑，有蜡样光泽，中心可挤出白色软疣小体。

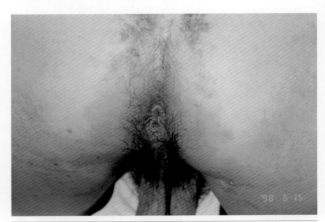

图5-16 （骶部）原发性皮肤淀粉样变性：可见灰褐色痒性丘疹。

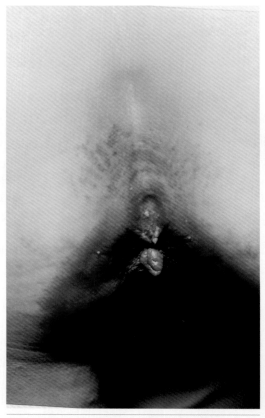

图5-17 （骶部）原发性皮肤淀粉样变性：褐色丘疹，串珠状排列，剧痒。

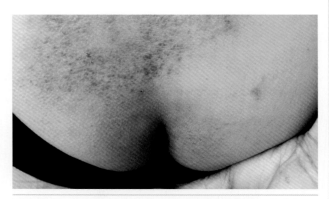

图5-18 （上臀部）原发性皮肤淀粉样病变性：针尖帽至粟米大小、淡褐色、扁平圆顶丘疹，密而不融合，少量表皮抓破。

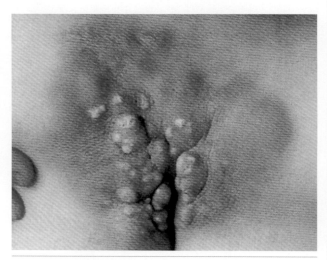

图5-19 皮肤钙质沉着病：白色坚实丘疹，融合成斑块。

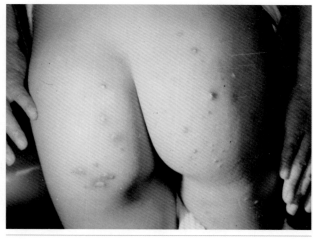

图5-20 儿童皮肌炎伴钙质沉着：可见白色坚实的丘疹，大小不一，散在分布。

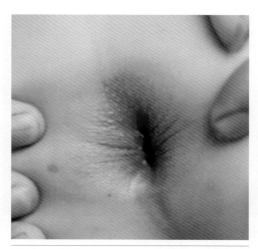

图5-21 蛲虫病：因搔抓引起，表皮剥蚀，周边针尖大小肤色小丘疹。

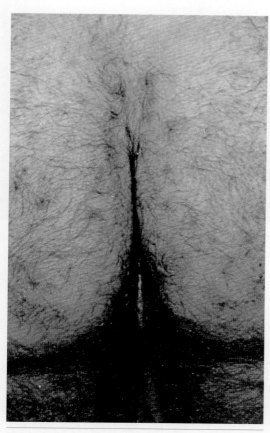

图5-22 阴虱：痒性丘疹较大、带灰蓝色，为阴虱把头埋入毛囊所致。

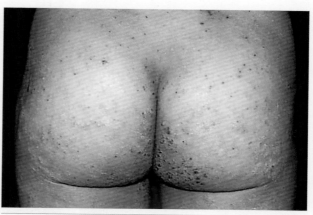

图5-23 疥疮：臀部散布针帽大小的红色丘疹、丘疱疹、点状血痂。

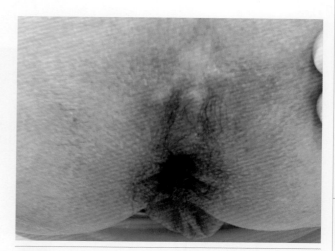

图5-24 疥疮结节：臀沟处肤色豆大的硬性丘疹、结节，本例患者阴囊同时有多个痒性结节。

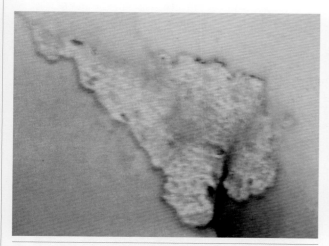

图5-25 汗孔角化病(斑块型)：红褐色角化性斑块，边缘堤状隆起，上覆白色鳞屑。

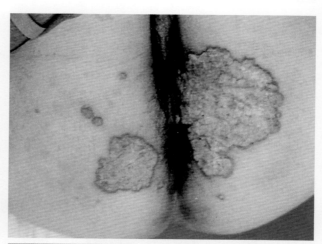

图5-26 汗孔角化病：大片角化性淡褐色斑块、边缘有堤状角化嵴。

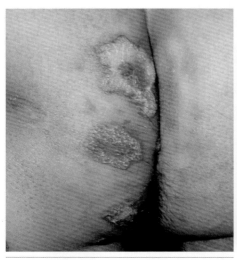

图5-27 汗孔角化病：大片角化斑块呈疣状增厚。

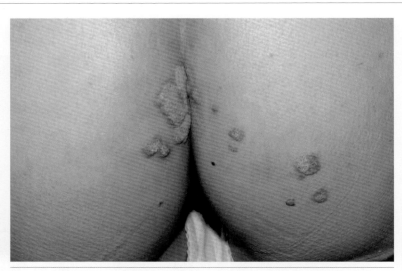

图5-28 汗孔角化病：臀部见数个大小不一疣状增生性斑块，部分可见线状褐色边缘。

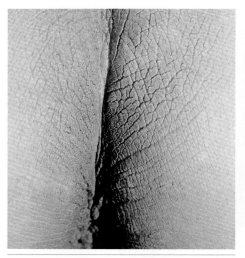

图5-29 黑棘皮病：黑褐色天鹅绒样增生性斑块，伴色素沉着。

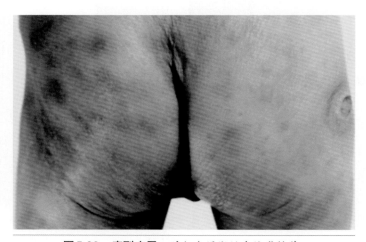

图5-30 瘤型麻风：暗红色浸润性斑块或结节。

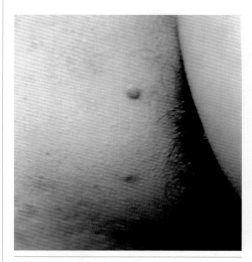

图5-31 皮肤纤维瘤：为孤立、绿豆大、中等质量的淡棕色丘疹。

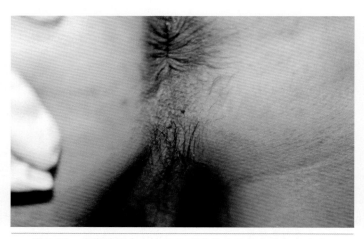

图5-32 皮脂腺肥大：会阴处有簇集的浅黄色粟粒大丘疹。

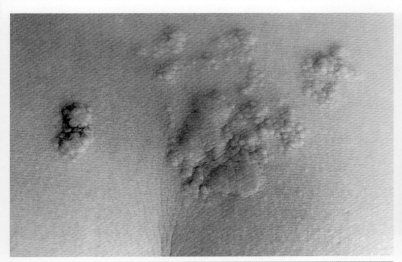

图5-33 浅表性脂肪瘤痣：多发性肤色丘疹，融合成脑回状斑块。

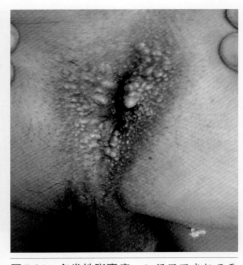

图5-34 多发性脂囊瘤：肛门周围米粒至蚕豆大的淡黄色丘疹、赘生物，表面光滑。

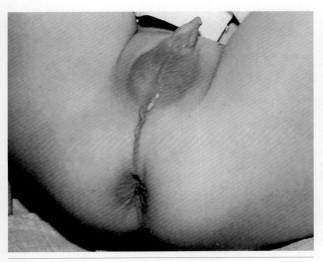

图5-35 匐行疹：褐色匐行性隧道。

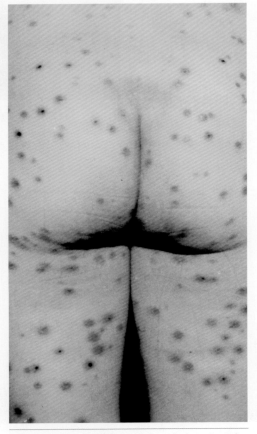

图5-36 丘疹坏死性结核疹：散在红色丘疹，中心坏死或结痂。

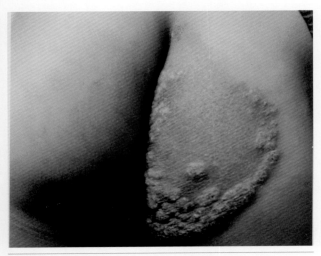

图5-37 疣状皮肤结核：边缘疣状增生，中央有免疫区。

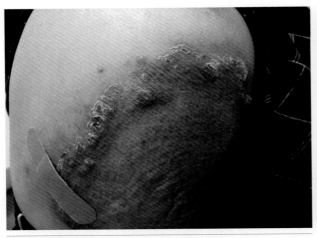

图5-38 疣状皮肤结核:左侧臀部大片疣状增生的斑块,边界清楚,有红丘疹、结痂与角化并存。

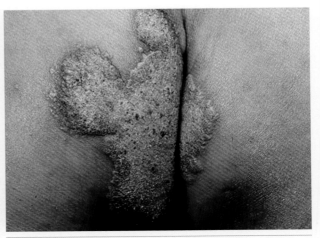

图5-39 疣状皮肤结核:显示肛周两侧疣状角化性斑块。

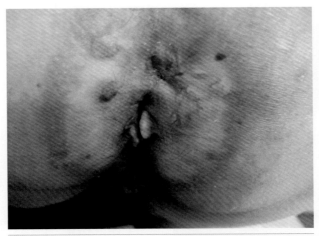

图5-40 早期鳞癌:肛周色素减退斑的基础上多个浸润性的斑丘疹、小斑块,边界欠清楚,表面轻微糜烂,患者HPV16阳性,组织学显示部分肿瘤细胞突破基底膜侵犯真皮。

六、肛门及其周围疱疹

（一）概述

　　肛门及其周围疱疹包括以水疱、脓疱或者血疱为主要表现的多组皮肤病，分为原发性和继发性。水疱是指高出皮肤表面、直径<0.5 cm、空腔含液体的损害，直径>0.5 cm者称为大疱。以小疱为原发性皮损的一组皮肤病为水疱性疾病，以脓疱为原发性皮损的一组皮肤病为脓疱性皮肤病为大疱性疾病，以脓疱为原发性皮损的一组皮肤病为脓疱性皮肤病。有些皮肤病水疱、大疱、脓疱和血疱会同时存在，或者早期轻症时表现为水疱，严重时发展为大疱、脓疱或血疱。

1. 非感染性
　　静脉湖
　　囊肿
　　大疱性表皮松解症
　　良性家族性慢性天疱疮
　　疱疹样天疱疮

　　儿童大疱性类天疱疮
　　淋巴管瘤

2. 感染性
　　脓疱疮
　　毛囊炎

　　疖
　　单纯疱疹
　　带状疱疹
　　疱疹性会阴炎

（二）肛门及其周围疱疹鉴别

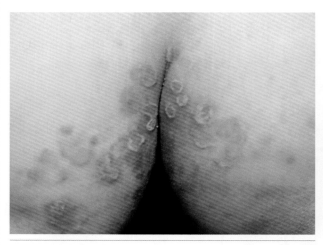

图6-1 脓疱疮：散在分布的薄壁大疱，疱易破，破后成糜烂面或结痂。

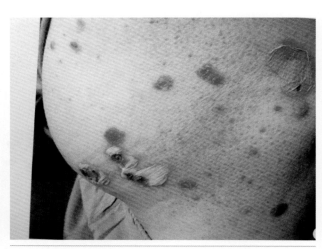

图6-2 脓疱疮：臀部散在脓疱、大疱，疱液浑浊，疱壁薄，疱破后表浅的糜烂面，上覆蜜黄色痂，边界清楚。

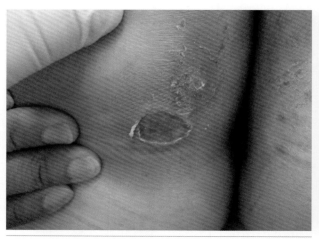

图6-3 毛囊炎：右臀毛囊性炎性丘疹，中心为小脓疱，左臀脓疱摩擦致破后基底红色裸露面。

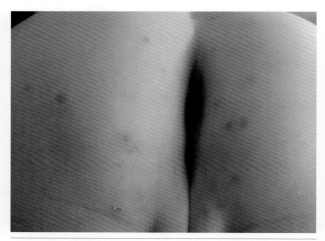

图6-4 毛囊炎：臀部散布毛囊性丘疹，中央小脓头，环状脱屑，患者真菌镜检阴性。

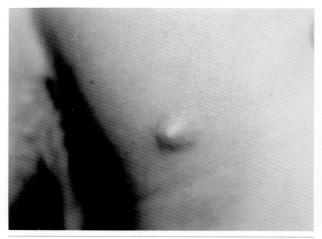

图6-5 疖：花生大小的炎性丘疹，顶端绿豆大小脓疱。

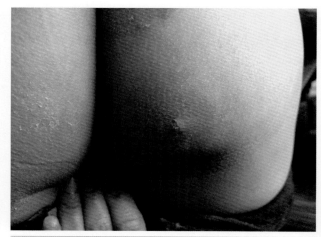

图6-6 疖：右臀红肿性斑块，中央脓头已破。

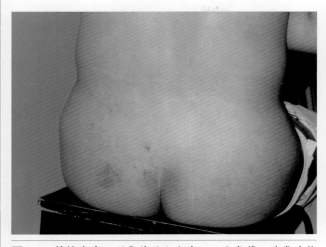

图6-7　单纯疱疹：群集薄壁小水疱，孤立成簇、非带片状分布。

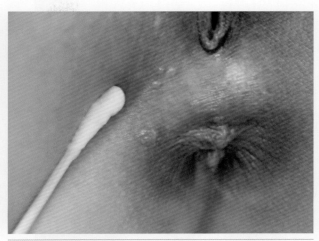

图6-8　单纯疱疹：左会阴部集簇状分布的透亮水疱。

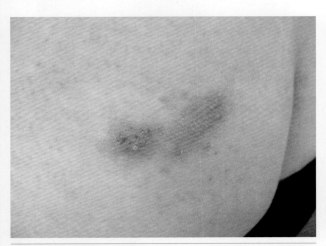

图6-9　单纯疱疹：左臀红斑基础上丘疱疹、水疱，继发脓疱，多次发作患者血HSV2 Ab阳性。

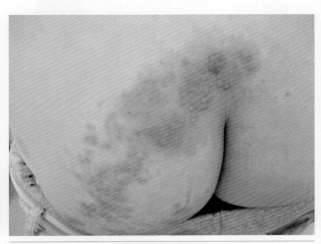

图6-10　带状疱疹：红斑基础上集簇的水疱、脓疱，炎症明显，带状分布，左下肢也有类似皮疹。

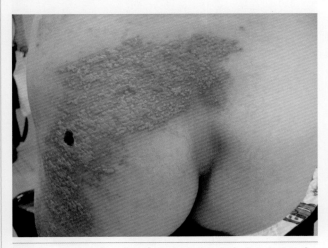

图6-11　带状疱疹：左臀部和左下肢红斑基础上大量脓疱，融合成脓湖，一处疱破后痂皮，基底皮肤炎症明显。

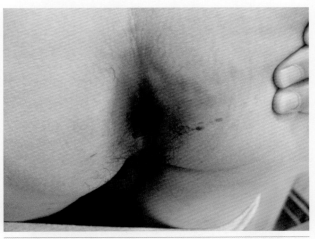

图6-12　带状疱疹：肛周右侧簇集粟粒大小红色丘疱疹，患者阴囊也有水疱、丘疱疹，疼痛明显。

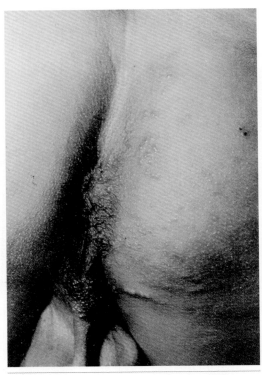

图6-13　带状疱疹：右臀部带状分布的簇集状水疱。

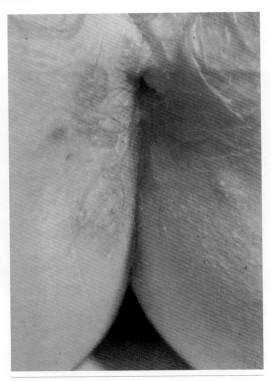

图6-14　疱疹性会阴炎：大片红斑，表面糜烂，边缘仍见水疱。

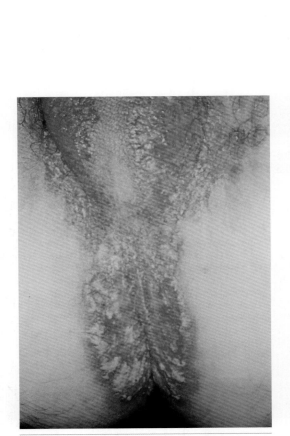

图6-15　疱疹性会阴炎：肛周和会阴边界清楚的红斑和脓疱，融合成脓湖。

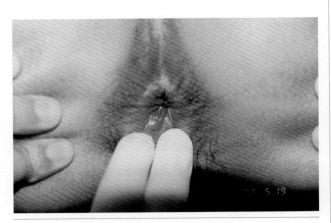

图6-16　静脉湖：显示紧张厚壁血疱。

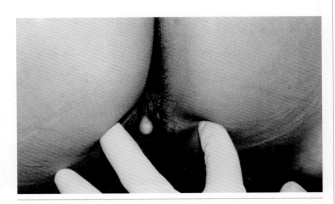

图6-17　囊肿：可见囊样、垂胆样肿物，抽出清黄色液体。

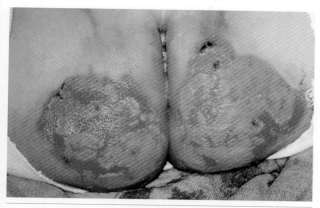

图6-18 营养不良性大疱性表皮松解症:臀部大疱破后鲜红色糜烂面、结痂。

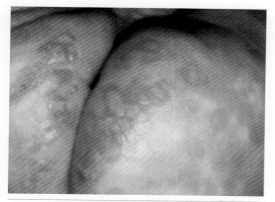

图6-19 营养不良性大疱性表皮松解症:散在圆形、不规则形红斑,疱壁干瘪松弛,部分疱壁脱落,露出鲜红糜烂面。

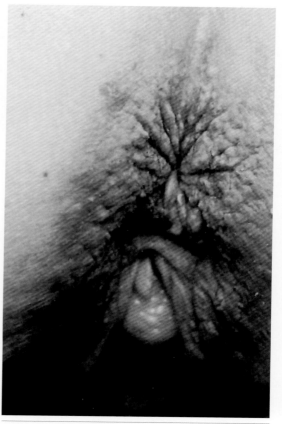

图6-20 良性家族性慢性天疱疮:肛周丘疹、水疱、增生及结痂。

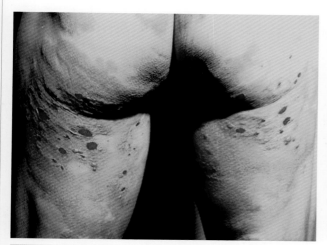

图6-21 疱疹样天疱疮:水肿性红斑基础上有绿豆至黄豆大的水疱,疱壁紧张,疱破后见鲜红色糜烂面。

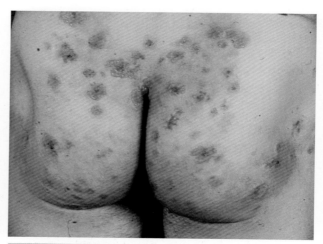

图6-22 疱疹样皮炎:多发性紧张性水疱、红斑、结痂,部分水疱呈环状。

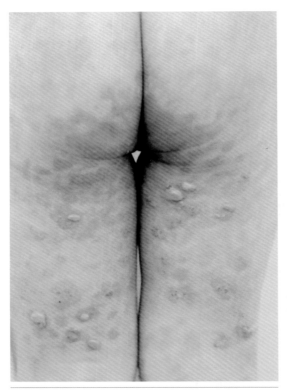

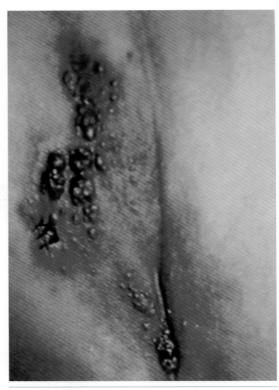

图6-23　儿童大疱性类天疱疮：臀部及大腿屈侧紧张性水疱、大疱和色素沉着斑，疱液清澈或者淡黄色。

图6-24　淋巴管瘤：米粒至花生米大小的紫红色水疱，疱壁厚。

七、肛门及其周围鳞屑红斑

（一）概述

  鳞屑是指干枯、剥落的上皮，可以呈秕糠状，也可以呈叶片状一般干燥易剥脱，与含浆液和脓性细胞的脓痂不同。鳞屑多发于炎性红斑之上或为炎症消退后出现。临床表现以红斑和鳞屑为主要损害的一组皮肤病，多数病因不明。其中以炎症性红斑鳞屑性皮肤病常见，分感染性、非感染性、遗传性和代谢性疾病等。抓住每个疾病的临床特征，结合病史和相关的实验室检查，可以做出正确的诊断。

1. 非感染性
  变异性红斑角化症
  板层状鱼鳞病
  银屑病
  扁平苔藓
  肠病性肢端皮炎
  夏季皮炎
  神经性皮炎
  非特异性慢性皮炎

  放射性皮炎
  鳞状毛囊角化病
  股臀部皮肤血管炎
  增生性天疱疮
  汗孔角化病

2. 感染性
  叠瓦癣
  股癣

  梅毒

3. 肿瘤性
  鲍温病
  乳房外佩吉特（帕哲）病

（二）肛门及其周围鳞屑红斑鉴别

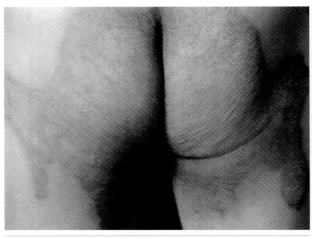

图7-1　变异性红斑角化症：边界清楚的角化过度性红斑，形态奇特、不断变化。

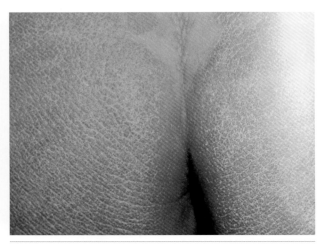

图7-2　变异性红斑角化症：边界清楚的深红色角化性斑块，上覆细小脱屑。

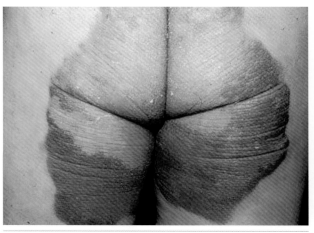

图7-3　变异性红斑角化症：淡红色角化过度斑块，表面黄褐色痂皮，细小脱屑。

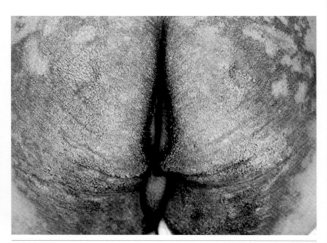

图7-4　板层状鱼鳞病：灰褐色厚实粗糙的鳞屑，部分脱落后可见潮红的基底。

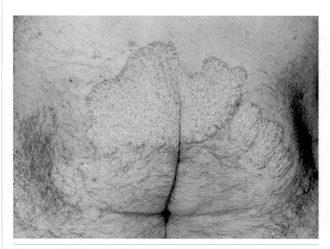

图7-5　银屑病：寻常型、静止期，为淡红斑上均匀一致的鳞屑性斑块，刮之可见血膜及血露现象。

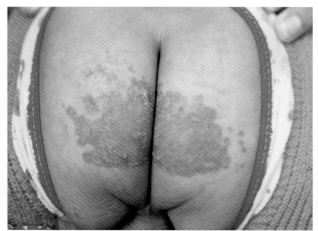

图7-6　银屑病：幼儿尿布区，红斑明显，鳞屑较少。

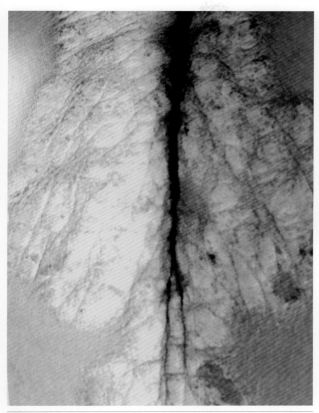

图7-7　银屑病：肛周边界清楚的鳞屑性红斑，浸润肥厚，鳞屑厚、雪白色。

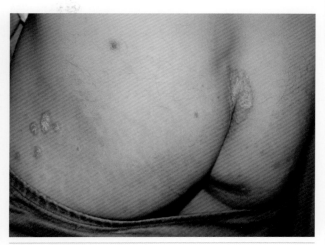

图7-8　扁平苔藓：臀中裂右上方及左下臀紫红斑，稍高出皮面，表面可见浅白色网纹，刮之不易脱屑。

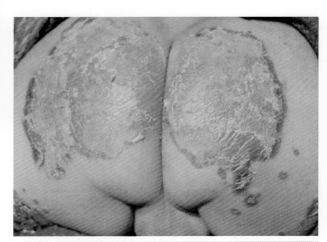

图7-9　肠病性肢端皮炎：肛门周围鳞屑性红斑，呈银屑病样外观。

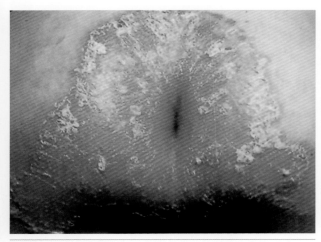

图7-10　肠病性肢端皮炎：肛周边界清楚的鳞红色斑片，上覆白色鳞屑。

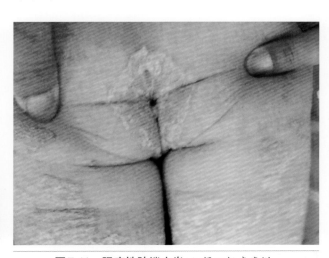

图7-11　肠病性肢端皮炎：肛门口轻度糜烂。

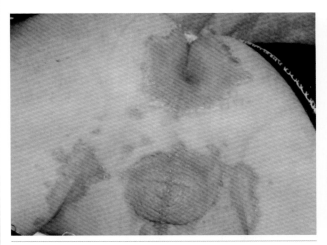

图7-12　肠病性肢端皮炎：累及外阴。

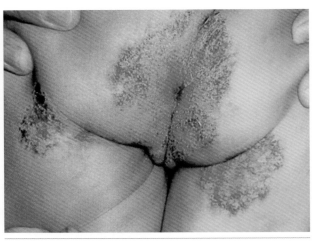

图7-13　肠病性肢端皮炎：肛门、臀部大片暗红斑，边界清楚，表面干燥，有鳞屑。

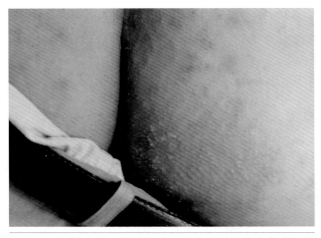

图7-14　夏季皮炎：夏季突发，为大片鲜红斑上簇集针头至粟粒大小丘疹伴少量细小鳞屑。

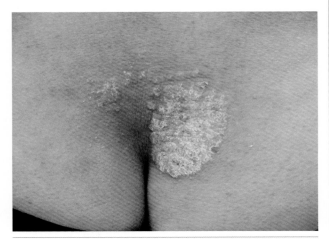

图7-15　神经性皮炎：苔藓样斑块，浸润肥厚，表面有紧密不易剥蚀的细小鳞屑。

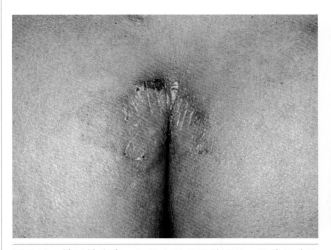

图7-16　神经性皮炎：肛周皮肤苔藓样增厚，边缘抓破血痂，从无渗出。

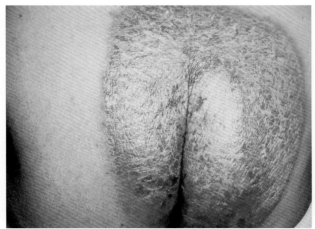

图7-17　非特异性慢性皮炎：边界清楚的暗红斑片，轻度浸润，表面少量白色鳞屑，不易刮落，持续存在，病因不明。

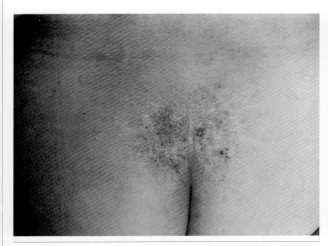

图7-18 放射性皮炎： 局部苔藓化，呈湿疹样外观，因神经性皮炎用同位素治疗引起。

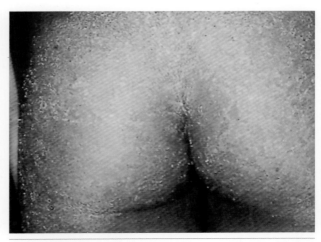

图7-19 叠瓦癣： 鳞屑性暗红斑，同心圆状排列，真菌涂片阳性。

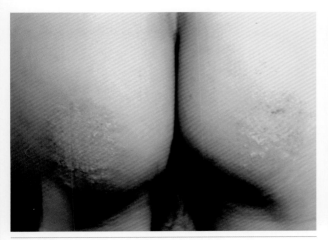

图7-20 股癣： 如钱币状，边缘清楚，有丘疱疹。

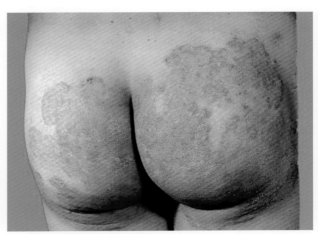

图7-21 股癣： 臀部大片红斑、斑片，环形、多环形，边界清楚，中央自愈后留有色素沉着，边缘活跃，呈环状隆起。

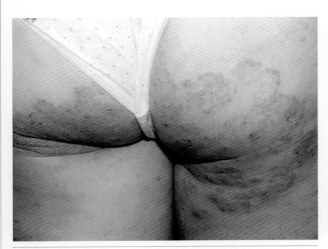

图7-22 股癣： 两侧下臀部边界清楚的多环性红斑和斑片，边缘活跃，有丘疱疹和脓疱，见搔抓后血痂。

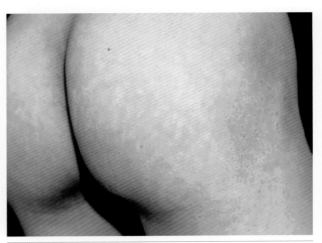

图7-23 臀部鳞状毛囊角化病： 右臀部圆形片状鳞屑，淡灰色，直径1～2 cm，边界清楚，在鳞屑中央可见小黑点，鳞屑中央紧贴皮肤，边缘游离。

图7-24 臀部鳞状毛囊角化病放大图：单个皮疹，可见大豆大小圆形鳞屑斑，中心附着、边缘外翻。

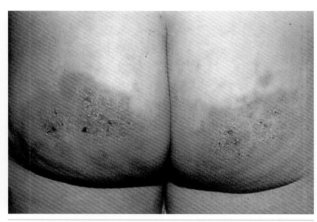

图7-25 冷球蛋白血症性股臀部皮肤血管炎：股臀部多形性皮疹，冬季发作、夏天消退。

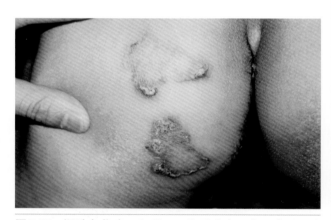

图7-27 汗孔角化病：如群山环绕的平湖，中心消退，边缘为角化嵴样损害。

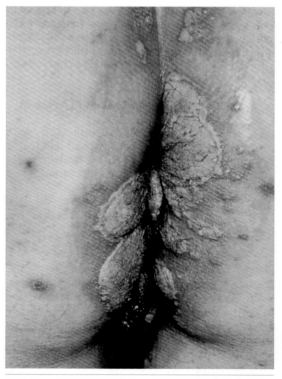

图7-26 增生性天疱疮：为湿润角化斑块，易剥离，剥离后露出糜烂面。

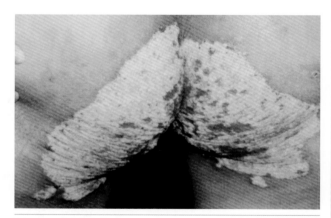

图7-28 汗孔角化病：疣状增殖型，显示大片灰褐色地图状角化斑块，上覆鳞屑。

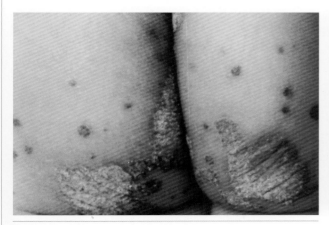

图7-29　汗孔角化病：疣状角化性斑，边缘有堤状角化嵴。

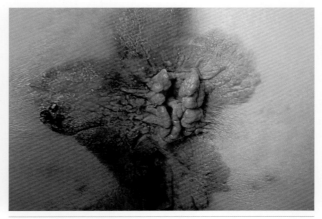

图7-31　乳房外佩吉特病：浸润性红色斑块基础上污秽痂皮和脱屑，皮损表面常糜烂如湿疹样。

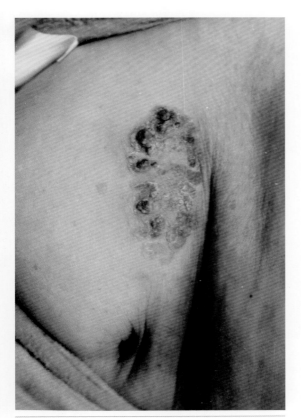

图7-30　鲍温病：表面如污秽干痂，剥离后基底为天鹅绒样外观。

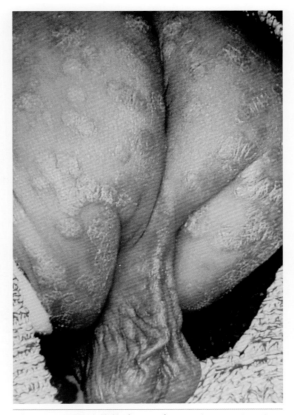

图7-32　早期胎传梅毒：臀部、阴囊及肛周可见豆大至钱币大小的鳞屑性暗红斑，三联征阳性，如银屑病样。

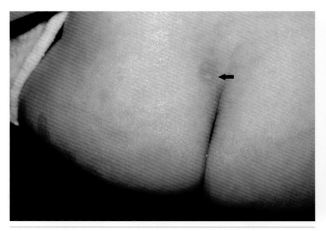

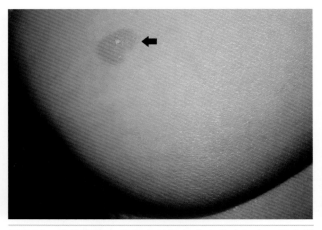

图7-33 胎传梅毒： 臀沟左侧及左下臀部见钱币大小的红斑，上覆少量鳞屑。

图7-34 胎传梅毒： 显示左侧臀上方扁平淡红斑，湿疹样外观。

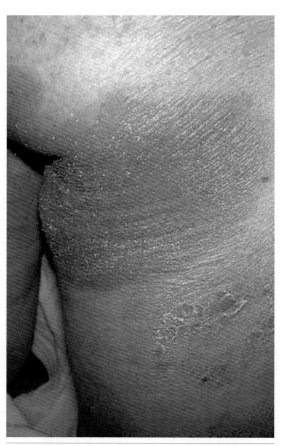

图7-35 蕈样肉芽肿： 右下臀部手掌大小的紫红色斑片，上覆少量细小鳞屑，右大腿后侧见一环状的鳞屑性斑片。

八、肛门及其周围肿物

（一）概述

　　肛周皮肤肿物是指高出皮肤表面或向下浸润的较大的肿块，表面可以破溃糜烂或菜花状、鸡冠状等，也可以光滑、平坦等多样表现。虽然肿物的外观及颜色多种多样，但均突出于皮肤表面或可以明显触之，故得以鉴别。大致分为炎症性或非炎症性肿物，部分是感染性、恶性肿瘤性肿物。

1. 非感染性
　　肛瘘
　　肛乳头肥大
　　肛裂
　　痔疮
　　直肠脱垂
　　嗜酸性蜂窝织炎
　　婴儿臀部肉芽肿
　　浆细胞性肉芽肿
　　毛囊闭锁三联征

2. 感染性
　　尖锐湿疣
　　梅毒
　　寻常疣
　　疣状皮肤结核
　　腹股沟肉芽肿
　　地方性梅毒
　　疖病

3. 肿瘤性
　　乳房外佩吉特（帕哲）病
　　皮赘
　　纤维瘤
　　黄瘤病
　　结节性黄瘤
　　浅表性脂肪瘤痣
　　巨大先天性色素痣
　　恶性黑色素瘤

（二）肛门及其周围肿物鉴别

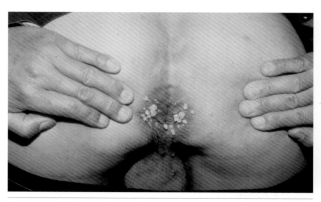

图8-1 尖锐湿疣：初如丘疹，渐扩大，如尖峰状，互相融合。

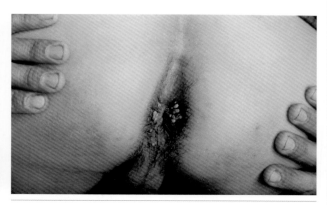

图8-2 尖锐湿疣：肛周多发性肤色和浅褐色乳头状疣体，米粒至绿豆大小，表面轻度角化。

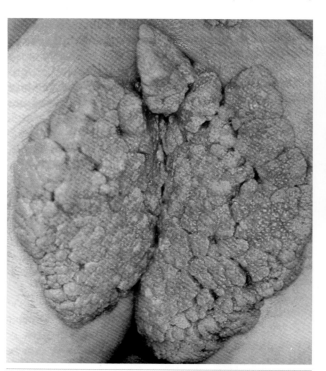

图8-3 尖锐湿疣：后期多个疣体融合成肿块，呈菜花状。

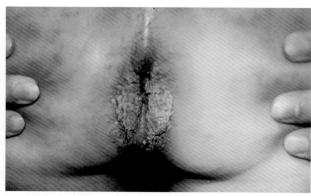

图8-4 尖锐湿疣：肛周对称性扁平状疣体，柔软，细看表面分叶状。

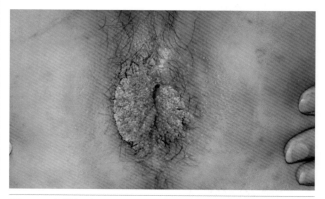

图8-5 尖锐湿疣：疣体从肛门口沿肛周生长，成鸡冠花状。

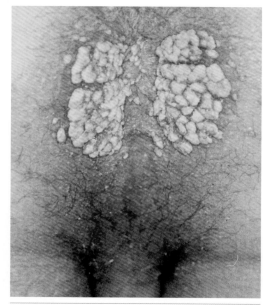

图8-6 尖锐湿疣：融合扩大，如菜花样，表面轻度角化。

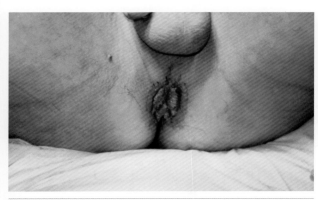

图8-7 尖锐湿疣：肛门口鸡冠疣体，因出血和粪便覆于表面而污秽。

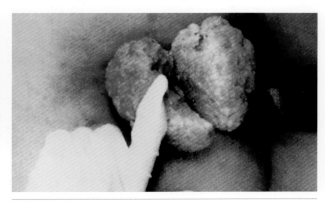

图8-8 巨大尖锐湿疣：疣体巨大，封闭肛门，影响排便。实为一种疣样癌。

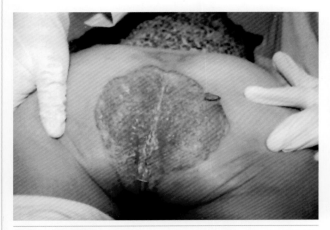

图8-9 乳房外佩吉特病：肛周鲜红色湿润斑块，表面糜烂、有渗液。

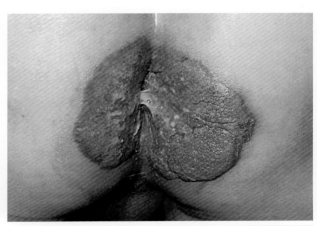

图8-10 乳房外佩吉特病：暗红增厚斑块，表面糜烂，少量脓性分泌物，呈湿疹样外观。

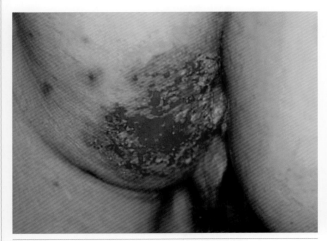

图8-11 乳房外佩吉特病：肛门周围边界清楚、表面湿润的糜烂性红斑。

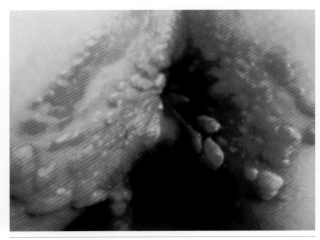

图8-12 扁平湿疣：米粒至花生大小扁平湿丘疹，部分融合成疣状斑块，边界清楚，表面光滑、湿润。

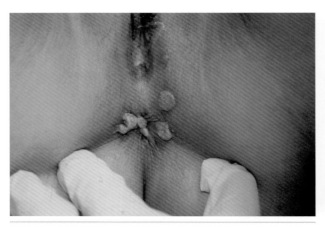

图8-13 扁平湿疣：多发性淡红色湿润斑块，突起如疣状。

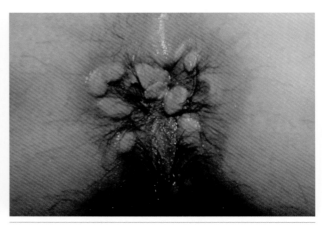

图8-15 扁平湿疣：肛周淡红色湿丘疹，融合成小斑块。

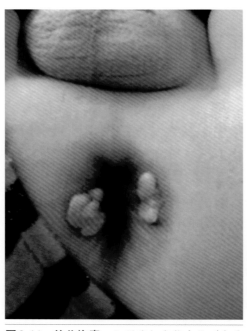

图8-14 幼儿梅毒：肛周淡红色赘生物（扁平湿疣）。

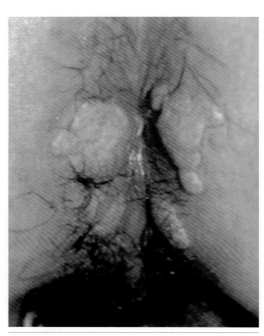

图8-16 扁平湿疣：大块、淡红色疣状斑块，表面潮润。

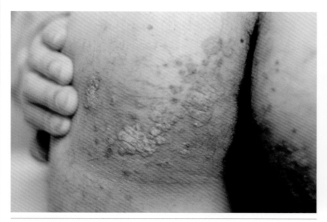

图8-17 寻常疣：质地坚实、角化明显的淡褐色斑块，但不似尖锐湿疣呈尖峰状，较平缓呈椰菜花样，臀部多发性疣并存。

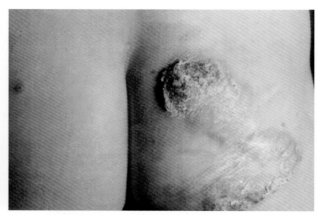

图8-18 疣状皮肤结核：右臀部疣状结节表面破溃、结痂，高低不平。

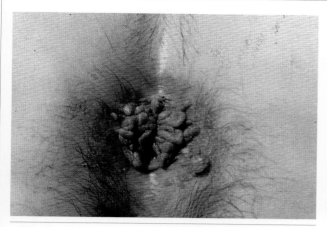

图8-19 肛门皮赘：多发性皮肤色柔软的丘疹和赘生物。

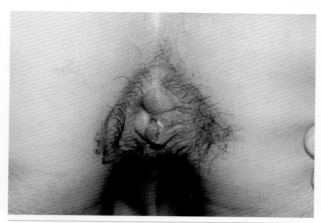

图8-22 肛乳头肥大：肛门口突出乳头状肿物，无蒂、肤色，下部有轻度糜烂。

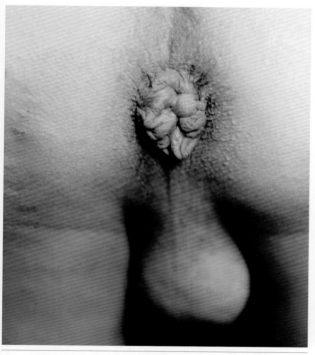

图8-20 皮赘：为质软的赘生物，无出血化脓史。

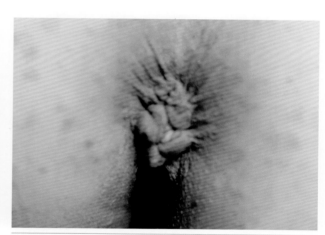

图8-23 肛裂：肛门口横裂、溃疡、前哨痔（三联征）。

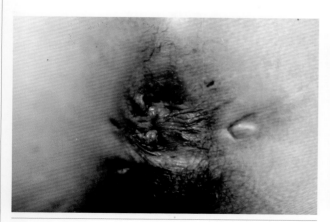

图8-21 肛瘘：显示多个瘘管外口，可有脓液压出，指检肛内有索状物。

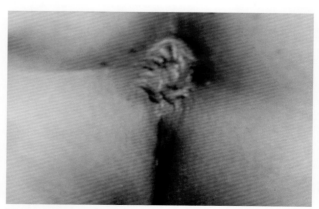

图8-24 肛裂：肛门口皱褶间有尖锐的裂隙。

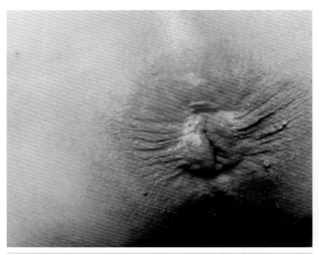

图8-25　痔疮：内外混合痔，肛周有红斑、水肿。

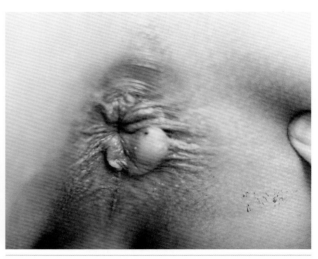

图8-26　痔疮：外痔，半球状凸出。

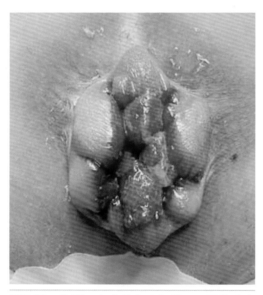

图8-27　外痔：内痔脱出于肛门口，因黏膜分泌物刺激周围皮肤，常引起肛门瘙痒。

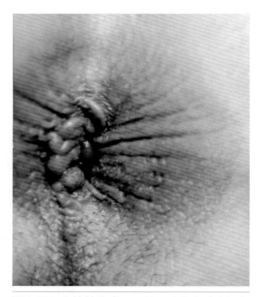

图8-28　血栓性外痔：肛门口见突出的暗红色静脉血栓，患者疼痛明显。

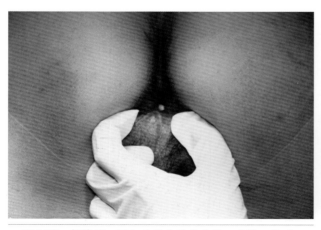

图8-29　纤维瘤：淡红色乳头状赘生物，光滑，质硬。

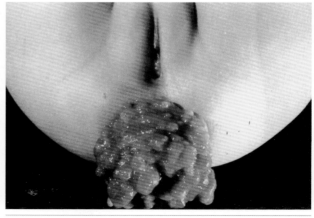

图8-30　直肠脱垂（脱肛）：肠黏膜脱出肛门外口，水肿充血有黏液。

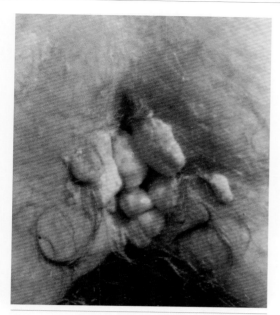

图8-31 腹股沟肉芽肿（肛门肿块）：显示肥厚增生性损害，如鲜牛肉样红色肉芽肿组织。

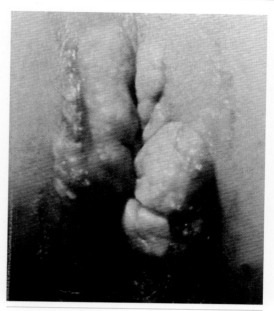

图8-32 腹股沟肉芽肿：大块肉芽组织，表面糜烂覆有分泌物。

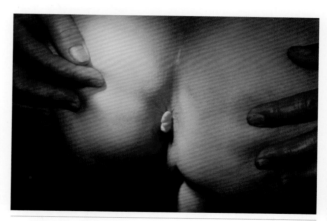

图8-34 黄瘤病：肛门外口有质地中等的黄色肿块。

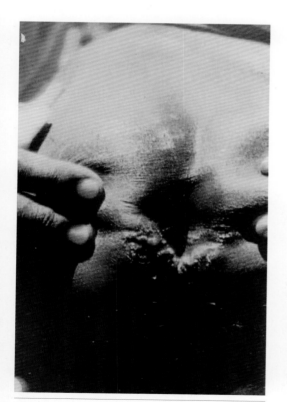

图8-33 地方性梅毒：二、三期有皮肤黏膜损害。

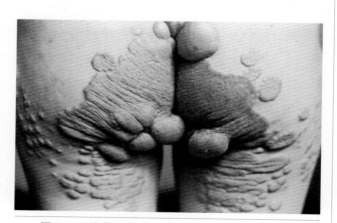

图8-35 结节性黄瘤：臀部巨大黄色结节和肿块。

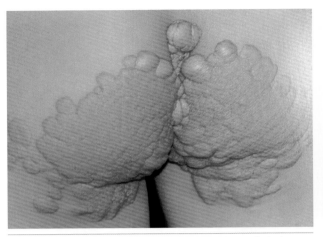

图8-36 结节性黄瘤：臀部巨大黄色结节，融合成斑块。

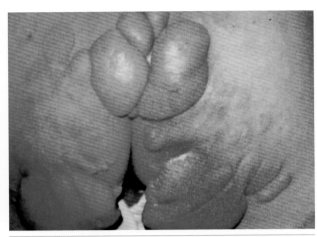

图8-37 结节性黄瘤：臀部核桃至鸡蛋大小的黄色结节，部分融合成斑块，质地软。

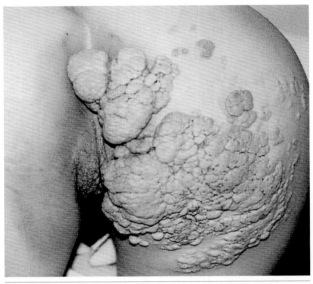

图8-38 浅表性脂肪瘤痣：肤色多发性结节，融合成肿块，表面成脑回状。

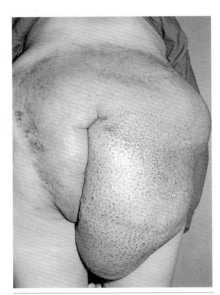

图8-39 巨大先天性色素痣：巨大不规则淡褐色肿块，上有毛发生长。

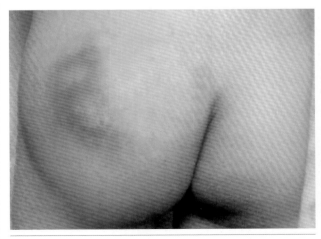

图8-40 儿童嗜酸性蜂窝织炎：左臀部多发性暗红色斑块，明显浸润。

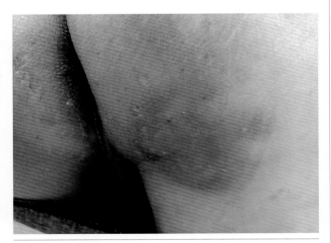

图8-41 疖病：右下臀多发性暗红色结节，周围皮肤色素沉着，愈后留有凹陷性瘢痕。

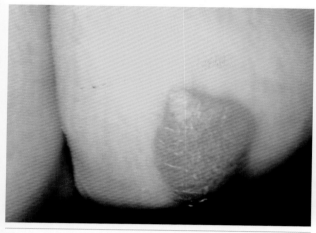

图8-42　婴儿臀部肉芽肿：右臀部光滑隆起的红色类圆形结节。

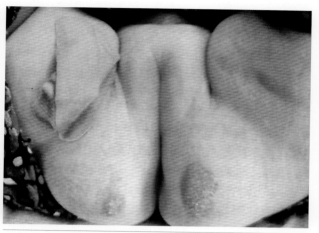

图8-43　婴儿臀部肉芽肿：双侧下臀部对称性分布的暗红色结节，融合成斑块。

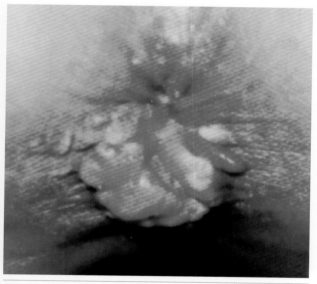

图8-44　浆细胞性肉芽肿：肛周鲜红色良性湿润肿块。

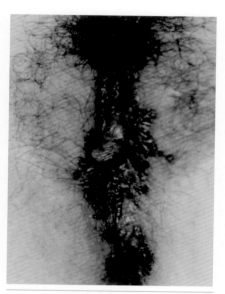

图8-45　恶性黑色素瘤：会阴部、肛周黑色增生物，边缘毛刺状。

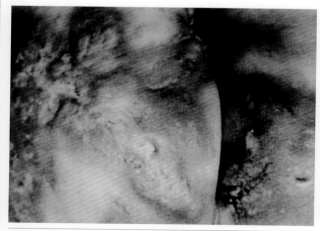

图8-46　毛囊闭锁三联征：片状分布的结节、囊肿、脓肿及瘢痕。

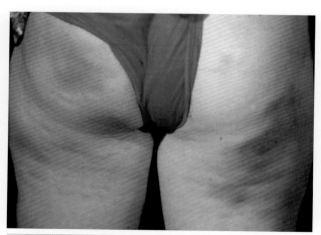

图8-47　结节性发热性非化脓性脂膜炎：左臀部、右下臀暗红色皮下结节、斑块。

九、肛门及其周围溃疡

（一）概述

肛周溃疡是指肛门及其周围皮肤出现凹坑状缺失，表面干净或有脓液等渗出物，边缘整齐或不规则。不同疾病引起的溃疡大小、深浅及特点均不同，可以根据溃疡的形状、深浅、单发还是多发、是否有疼痛、表面分泌物情况等特征来诊断不同的疾病。

1. 非感染性
外伤溃疡
褥疮
坏疽性脓皮病
克罗恩病
化合物灼伤
肛裂

慢性脓肿性穿掘性脓皮病
皮肤脉管性疾病
聚合性痤疮

2. 感染性
股癣
毛囊炎

脓疱疮
臁疮
蛲虫病
尖锐湿疣
梅毒
性病性淋巴肉芽肿
疣状皮肤结核

（二）肛门及其周围溃疡鉴别

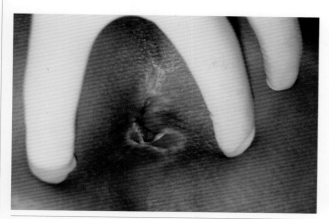

图9-1 外伤溃疡：会阴眼镜样深溃疡，边界锐利，与损伤相关。

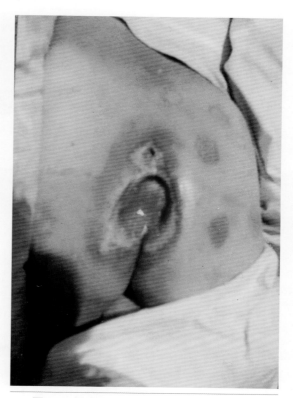

图9-3 褥疮：底部圆形深溃疡，深达肌膜。

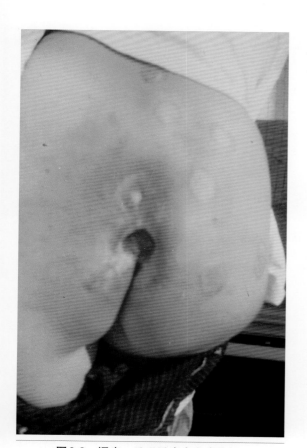

图9-2 褥疮：圆形深溃疡为其特征。

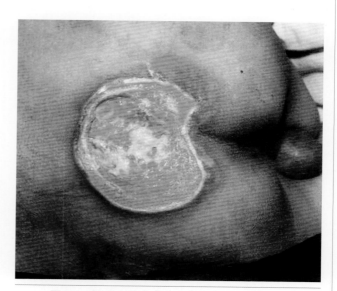

图9-4 褥疮：巨大溃疡，表面有脓性分泌物。

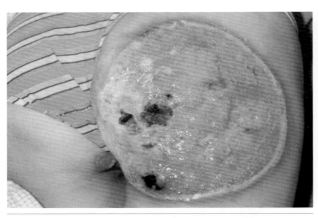

图9-5　坏疽性脓皮病：巨大溃疡，中间坏死痂皮，有脓性分泌物，边缘呈凿状、内翻潜行。

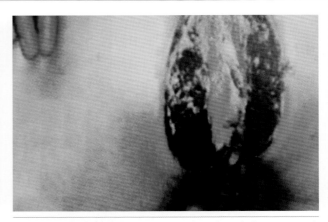

图9-6　坏疽性脓皮病：以肛门为中心圆形溃疡，周围红肿暗红色，边缘呈潜行性，深达筋膜，表面脓性结痂。

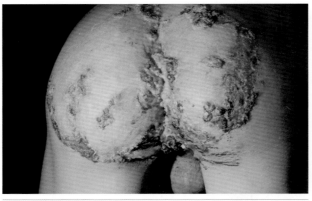

图9-7　接触性皮炎：患者为股癣用药不当导致臀部、肛门多发性不规则溃疡，深浅不一，有污秽痂附着。

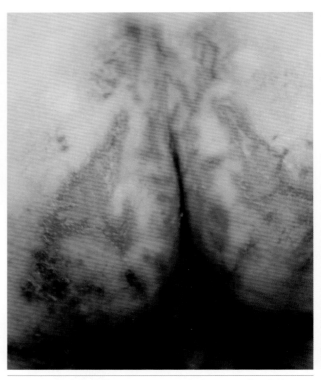

图9-9　化合物灼伤：呈地图状浅溃疡，限于药品接触处。

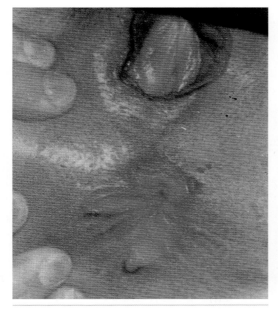

图9-8　克罗恩病：会阴部不规则溃疡。

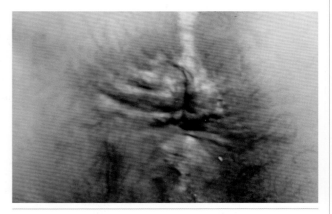

图9-10　肛裂：擦伤致点状溃疡。

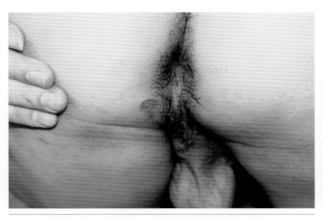

图9-11 毛囊炎：继发损伤感染后浅溃疡。

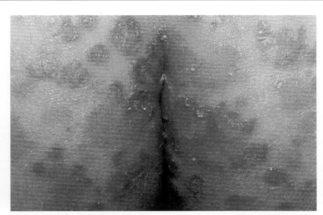

图9-12 脓疱疮：疱壁破后留有浅糜烂或溃疡。

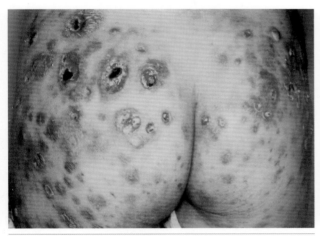

图9-13 臁疮（深脓疱疮）：常伴有溃疡及结痂。

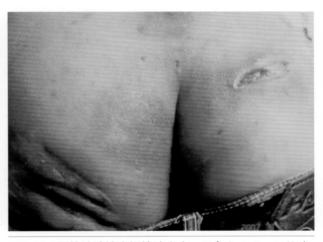

图9-14 慢性脓肿性穿掘性脓皮病：臀部大小不一硬结节，部分呈索状。表面光滑紧张，可见脓液及窦道、瘘管形成、陈旧瘢痕及渗出。

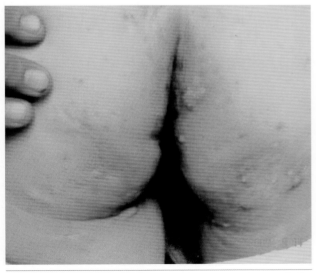

图9-15 慢性脓肿性穿掘性脓皮病：显示多个脓性溃疡，边缘潜行向内翻卷。

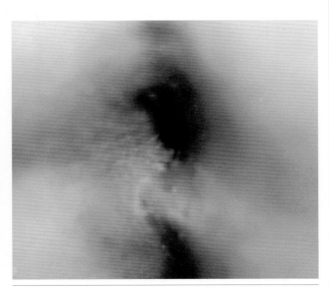

图9-16 蛲虫病：会阴处搔抓至继发浅溃疡。

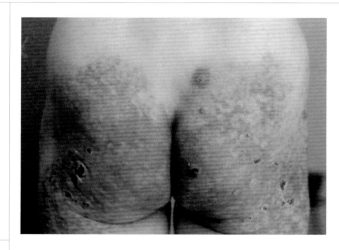

图9-17 变应性血管炎：臀部广泛的暗红色网状斑片基础上脓头、坏死、结痂。

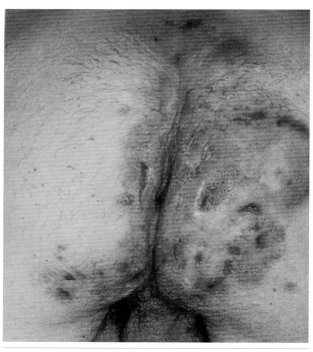

图9-18 聚合性痤疮：聚合型痤疮后大小不等的不规则凹陷性瘢痕。

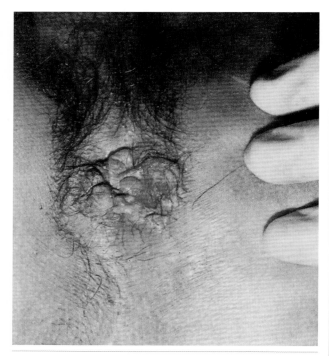

图9-19 尖锐湿疣：表面破损伴溃疡。

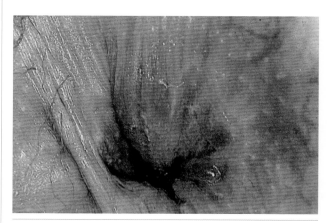

图9-20 梅毒（硬下疳）：表面溃疡，但干净无脓性渗液。

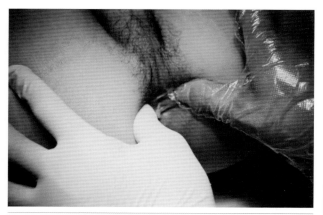

图9-21 梅毒（硬下疳）：肛门口下方纽扣样硬性浅溃疡。

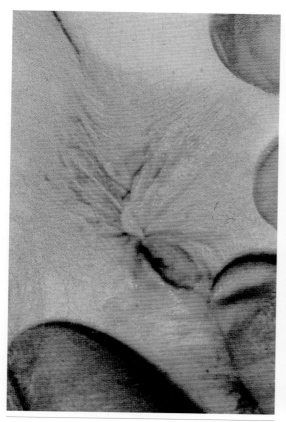

图9-22　梅毒性溃疡：肛门口圆形溃疡。

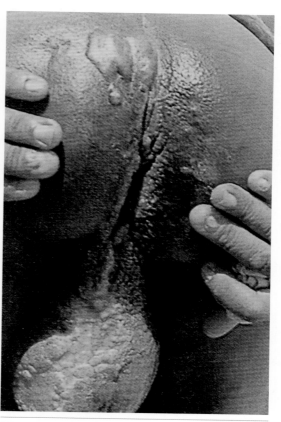

图9-23　性病性淋巴肉芽肿：伴发阴囊大面积溃疡。

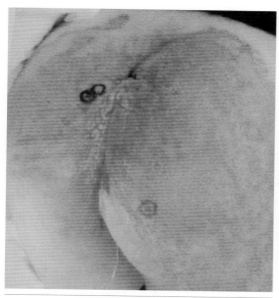

图9-24　疣状皮肤结核：不规则溃疡，基底硬，表面糜烂肉芽增生及黄痂，部分皮损白色，有瘘道及脓液。

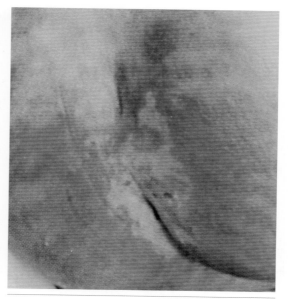

图9-25　疣状皮肤结核：多个坏死性结节、溃疡，呈现"三廓症状"（中央网状瘢痕、疣状边缘、四周红晕）。

十、肛门及其周围色素斑

（一）概述

肛周色素斑指肛门及其周围皮肤存在局限性的色素改变，可为红色、色素减退引起的白色或者色素增多引起的黑色等。红斑多为炎症性的，已经在红斑性疾病中叙述。后两者主要是非炎症性色素改变，色变区可有质的改变或增生现象，可伴瘙痒，也可无自觉症状。

1. 非感染性
肛周瘙痒症
湿疹
白癜风
炎症后色素沉着斑
人工行为症
慢性单纯性苔藓
网状青斑

固定性药疹

2. 感染性
结核样麻风

3. 其他
线状表皮痣
巨大先天性色素痣

泛发雀斑样痣
咖啡斑痣
斑痣
痣样多毛症
多发性基底细胞瘤

（二）肛门及其周围色素斑鉴别

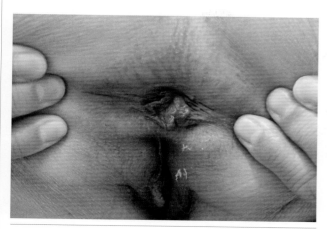

图10-1　肛周瘙痒症：长期瘙痒搔抓后色素沉着斑，无原发皮疹。

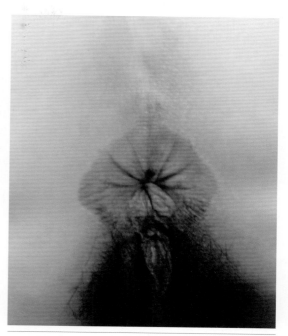

图10-2　肛周湿疹：炎症后色素沉着斑。

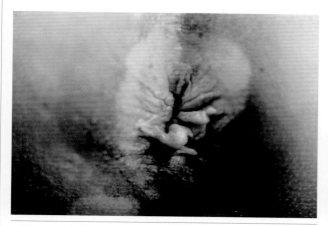

图10-3　白癜风、肛裂：肛周色素脱失斑，放射状裂隙。

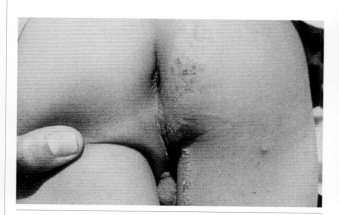

图10-4　炎症性线状表皮痣：右臀、肛周、右大腿内侧见淡红色角化丘疹和红斑，排列成线，肛周皮损表面见搔抓后血痂。

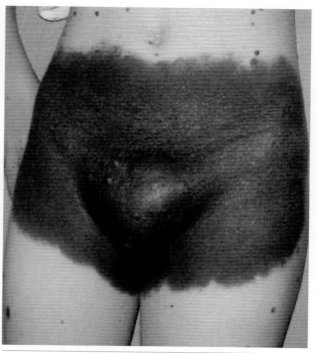

图10-5　巨大先天性色素痣：边界清楚的色素沉着斑，皮肤稍增厚，短裤形。

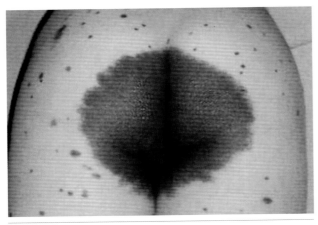

图10-6　巨大先天性色素痣：示肛周大片黑斑，上有粗毛，周边有散发的卫星痣。

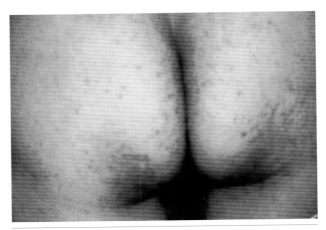

图10-7　雀斑样痣：散在粟米大小淡褐色斑疹。

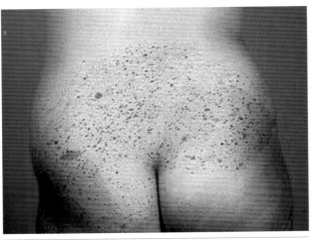

图10-8　咖啡斑痣：又称牛奶咖啡斑，淡褐色斑或斑片，圆形、卵圆形或不规则形状，边界清楚，表面光滑。

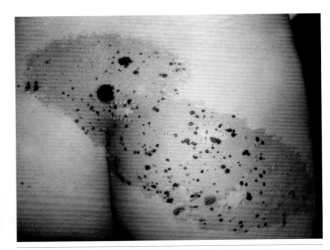

图10-9　斑痣：大片褐色斑片，上布散在痣样损害。

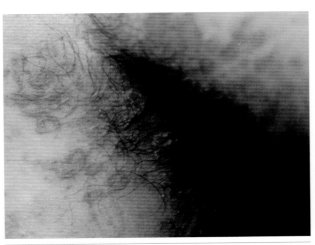

图10-10　脓皮病后色素沉着斑：脓皮病后色素沉着斑，圆形红褐色斑，与原发脓疱形态一致。

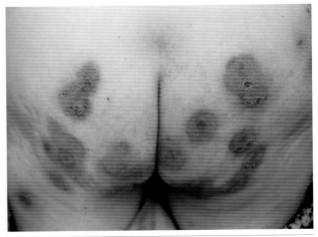

图10-11　坏死性血管炎（愈后）：圆形色素沉着斑，中心有坏死痂。

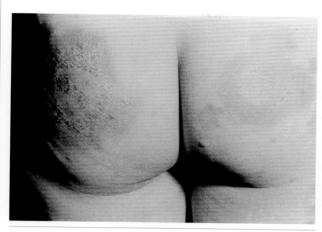

图10-12　冷球蛋白血症性股臀部血管炎：局部色素沉着斑及淡红斑。

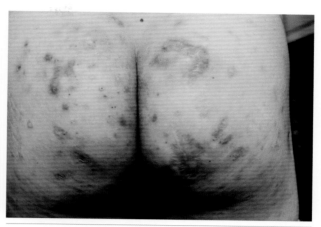

图10-13　丘疹性荨麻疹、痒疹：搔抓后留下表皮剥蚀及色素沉着。

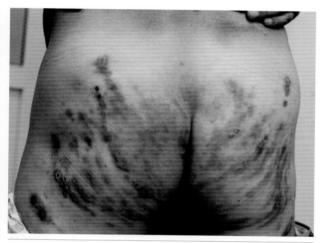

图10-14　人工行为症：指甲长期反复搔抓后，留下色素沉着斑。

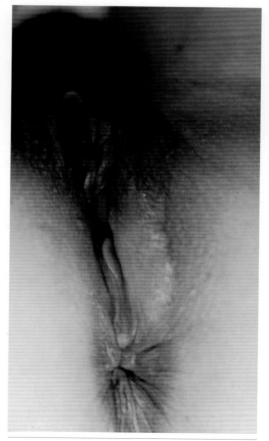

图10-15　慢性单纯性苔藓：长期搔抓至苔藓化，边缘色素沉着。

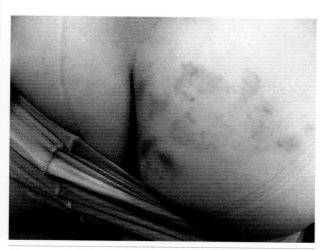

图10-16　单纯疱疹后色素沉着：单纯疱疹长期反复发作后色素沉着斑，边缘见新发炎性丘疹、丘疱疹，患者血HSV2 Ab阳性。

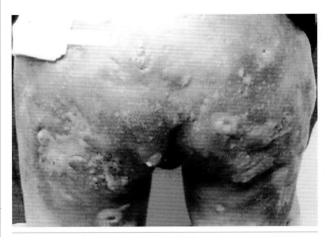

图10-17 聚合性痤疮后瘢痕、色素沉着：聚合性痤疮后不规则的条状、块状瘢痕、增生性瘢痕，炎症后色素沉着。

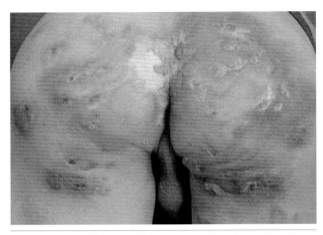

图10-18 聚合性痤疮：深在性炎性结节，破溃发脓、瘘管、瘢痕并存。

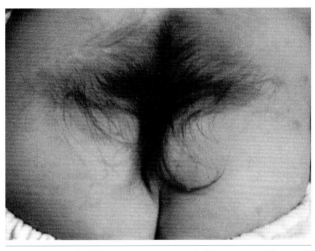

图10-19 痣样多毛症：骶尾界线清楚的黑色成簇粗毛。

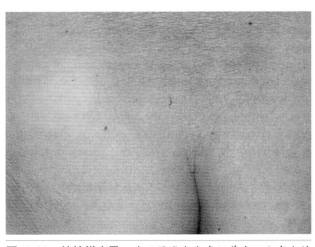

图10-20 结核样麻风：为干燥浅色色素沉着斑，上有少许鳞屑，麻木不出汗。

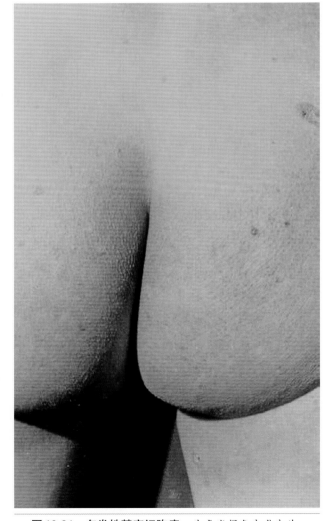

图10-21 多发性基底细胞瘤：为多发褐色斑或斑片。

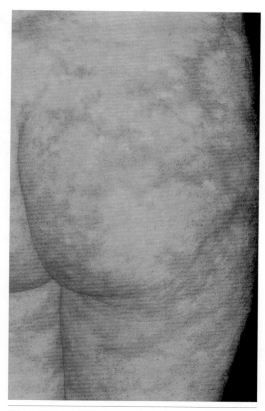

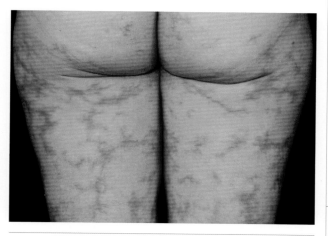

图10-23　网状青斑：臀部和大腿屈侧红褐色树枝状斑片。

图10-22　网状青斑：呈青紫色网状或树枝状斑纹，间以正常皮肤或苍白。

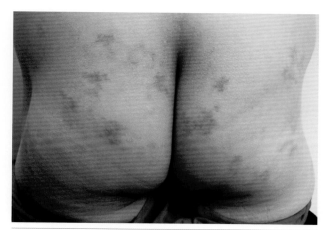

图10-24　网状青斑：臀部深红色树枝状斑片。

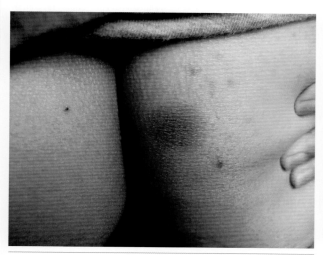

图10-25　固定性药疹：右臀边界清楚的圆形色素沉着性斑片。

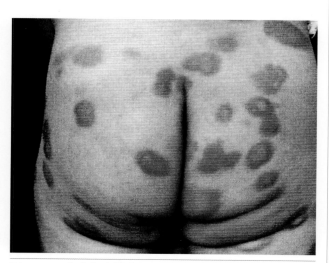

图10-26　儿童色素性荨麻疹：腰背部和臀部见多发圆形、类圆形的淡黄褐色和淡黄红色斑、斑片，少量皮疹，触之隆起皮肤。

十一、与病征相关的疾病简介

病征是某种疾病在某时段或某部位的临床表现，然而机体是整体的，疾病也是整体的，病征并非该疾病的全部，亦非该疾病在全身的表现。为了不至于误导读者，因病征"一叶障目"而忽略了疾病的整体性，也为了方便读者在进行病征鉴别诊断的同时，对所涉及的疾病有一个初步、全面的认识，故本书设列了此章。另一方面，因为这些疾病牵涉到多个科目，范围较广，本章对这些疾病虽只做简单阐述，却也为读者提供了方便。诚然，倘要详细认识每一种疾病，仍望读者参考专业著作的相关章节。

肛门瘙痒症

肛门瘙痒症是指局限于肛门局部及其周围皮肤的瘙痒症，有的可蔓延到会阴、外阴或阴囊后方。多见于中年人。儿童肛门瘙痒多见于蛲虫病，老年人常为全身性皮肤瘙痒病的局部症状。自发性或原因不明的肛门瘙痒症不易治愈，也常复发，约占全部患者的50%。继发性瘙痒症有明显致病原因，解除病因后容易治疗。

【临床表现】自发性肛门瘙痒症无原发性皮损，长期搔抓后可致肛门皱襞肥厚，也可有放射状皲裂、浸渍、苔藓样变或湿疹样变等继发性损害。继发性瘙痒症有初发疾病的皮疹表现。

【诊断】在无继发性皮疹发生时，容易诊断。一旦出现继发性皮疹，则需根据病史，证明其初发病时仅有瘙痒，而无皮疹，方确诊为原发性瘙痒症。

【治疗】局限性肛门瘙痒症的治疗应以局部外用药治疗为主，根据病情选用含止痒剂的炉甘石洗剂、糖皮质类固醇软膏或霜剂。严重者联合口服抗组胺药物止痒。对于继发性肛门瘙痒症的患者应治疗原发病如痔、肛瘘、蛲虫病等。

【参考照片】图3-1、3-2、3-3、3-4、10-1。

念珠菌性皮炎

念珠菌性皮炎是由念珠菌属（主要是白念珠菌）引起的原发或继发性皮肤感染。多发于皮肤皱褶部如腹股沟、肛周臀裂部、腋窝、女性乳房下皮肤，也可发于龟头包皮内、大小阴唇、甲沟和口角等处。易发生于婴幼儿、免疫力低下者、糖尿病和肿瘤患者。本病不但常见，且危害极大，是真菌病防治的重点之一。

【临床表现】念球菌性皮炎的皮损多呈局部皮肤潮红，轻度肿胀，表面可糜烂，分泌物有异臭味，有时也可为干燥、脱屑。侵犯黏膜部位时，常有白色乳酪样假膜。累及甲沟时甲沟红肿，挤之有少许分泌物，但很少化脓。小儿念珠菌性皮炎还常累及躯干、颈部皮肤，呈广泛密集红色斑丘疹，外观似热痱。

【诊断】念珠菌性皮炎依据临床特点，真菌镜检阳性，培养证实为致病性念珠菌可诊断。

【治疗】本病的治疗首先应保持皮肤清洁、干燥。加强营养支持，尽可能减少抗生素的应用。以局部用药为主，可依据局部皮损情况选择1%联苯苄唑溶液或霜、2%咪康唑霜、3%克霉唑霜等外用，若损害局部较湿润，可先用粉剂，干燥后再用霜剂。

【参考照片】图3-5、3-6、4-8、4-9、4-10。

银 屑 病

银屑病是一个慢性的，反复发生和缓解交替的皮肤病，可发生于任何部位；是最常见的皮肤病之一，无性别差异，可发生于任何年龄；有一定的季节性，常表现为冬重夏轻。

【临床表现】可表现为多种形式。寻常型银屑病以青壮年发病居多，皮损常对称分布，好发于头部、四肢伸侧。典型皮损为边界清楚，表面附有银白色鳞屑的斑丘疹或斑块，基底皮肤有光泽、红色，除去角化不全的鳞屑后可见点状出血（Auspitz征），具有诊断价值。点滴型银屑病好发于年龄较小者，表现为躯干上部和四肢近端丘疹。泛发性脓疱型银屑病是一个重症类型，典型表现为发热后躯干四肢突发无菌性脓疱，脓疱消退过程中可表现为全身泛发红斑脱屑，形成红皮病。红皮病型银屑病也是银屑病的一个重型，常是由于寻常型银屑病不规则使用糖皮质激素等治疗不当或是急性感染等继发而来。可为急性，也可缓慢形成。表现为全身弥漫性的、广泛的红斑和脱屑。银屑病常累及指甲，可出现点状凹陷，颜色异常。

【诊断】根据本病的临床表现、皮疹特点、好发部位、发病和季节的关系等，不难诊断。

【治疗】由于本病病因不清，目前治疗手段尚难于根除病因，常采用联合治疗以取得较好的临床疗效。治疗方法有外用糖皮质激素、蒽林和钙泊三醇等，外用和口服维A酸类药物，以及光疗、免疫抑制剂、生物制剂和中药等。寻常型银屑病不主张内服糖皮质类固醇激素，轻症患者应以局部治疗为主。对于顽固、泛发皮损可采用光疗法或免疫抑制剂。

【参考照片】图3-7、3-8、7-5、7-6、7-7。

接触性皮炎

接触性皮炎是皮肤和黏膜单次或多次接触外源性物质后，主要在接触部位发生的炎症反应性皮肤病。皮损多与致敏原接触部位一致，好发于暴露部位，也可泛发。依据发生原因可分为原发刺激性接触性皮炎和变态反应性接触性皮炎。前者为各种强酸、强碱等刺激物对皮肤直接作用所致，凡接触者均可发病，无一定潜伏期，停止接触后皮损可消退。而变态反应性接触性皮炎为接触致敏原后，在接触部位的皮肤和黏膜发生的IV型变态反应性炎症，有一定潜伏期，接触物本身无刺激性或毒性，多数人接触后不发病。本病病程急性且有自限性，但反复接触或处理不当可转为亚急性或慢性皮炎。

【临床表现】依据病程可分为急性、亚急性和慢性接触性皮炎。急性期可表现为红斑、水疱、渗出；亚急性、慢性期可表现为红斑、粗糙、脱屑。自觉瘙痒、灼痛或胀感。皮损多以单一损害为主，部位及范围与接触部位一致，境界非常鲜明，且多于暴露部位。搔抓时将接触物带至其他部位时也可使远隔接触部位发生相似皮疹，机体高度敏感时皮疹可泛发。

【诊断】依据发病前接触史和典型临床表现诊

断。需注意鉴别原发刺激性接触性皮炎和变态反应性接触性皮炎。后者往往有一定潜伏期，再次接触同样致敏物才发病，皮疹可以泛发，对称分布。斑贴试验是诊断本病最可靠也是最简单的方法。

【治疗】本病治疗首先应寻找及去除病因，并避免再次接触。根据皮损具体情况，予局部冷湿敷，外涂糊剂或糖皮质激素霜剂。视病情轻重可内服抗组胺药或糖皮质激素治疗。

【参考照片】图3—9、3—10、4—3、4—4、4—5、4—6、4—7、9—7。

脂溢性皮炎

脂溢性皮炎又称脂溢性湿疹，为发生在皮脂溢出部位的一种常见的慢性炎症性皮肤病。分为新生儿和成人两型，新生儿发生在出生至生后3个月期间，成人发病高峰是30～60岁，HIV、帕金森病和神经功能障碍的患者症状更严重些。马拉色菌可能与该病的发生相关。

【临床表现】婴儿的脂溢性皮炎常表现为出生后头皮的黄色油腻痂皮，通常称为"乳痂"。也可发展至面部、耳后、腋下和皱褶部位的鳞屑性红斑。成人的脂溢性皮炎好发于头皮、额部、眉间、鼻唇沟及双颊部。头皮损害常见为弥漫性的细小白色油腻性鳞屑，面部皮损常为鳞屑性红斑和斑片，伴有轻中度瘙痒。严重者发展至耳外、耳后和前胸等部位。病程反复、慢性，易留色素沉着。

【诊断】依据本病好发于皮脂溢出部位，典型皮损为油腻性鳞屑性黄红色斑片，自头部开始向下蔓延可诊断本病。婴儿要与特应性皮炎和头癣等鉴别，成人要与玫瑰痤疮和银屑病等鉴别。急性起病或突然加重者要排除HIV感染。

【治疗】嘱患者生活规律，限制多糖、多脂饮食，忌食刺激性食物，避免搔抓。局部治疗主要是去脂、杀菌、消炎和止痒。可外用含硫黄、抗真菌或糖皮质激素制剂，口服B族维生素、抗组胺药物。他克莫司和匹美莫司外用也有很好的疗效。

【参考照片】图3—11、3—12。

蛲　虫　病

蛲虫病又称肠线虫病，是由于寄生在人体的蛲虫在肛门口产卵时产生的机械性刺激及排卵时分泌物刺激所产生的以肛门瘙痒为主要症状的疾病。有时可累及阴道及尿道等处。

【临床表现】本病无原发损害。由于奇痒难忍，患者常不自觉用手搔抓而产生抓痕、血痂等继发损害，久之局部可出现湿疹样变化。依照虫体侵犯部位不同，还可出现肛周脓肿、肛门瘘管或肉芽肿形成，偶可见虫体侵入阴道、输卵管所致的阴道炎、输卵管炎或腹膜炎。

【诊断】若患者有夜间肛门瘙痒应怀疑本病。确诊需查到虫卵或成虫。

【治疗】本病治疗可局部应用蛲虫膏、2%～5%白降汞软膏、10%鹤虱膏或雄黄百部膏。还可口服阿苯达唑，12岁以下儿童200 mg顿服，成人400 mg顿服；驱蛔灵50 mg/kg，最多2 g，分2次口服，连用7～10天，此后每周服用2次，共用4周。

【参考照片】图3—13、5—21、9—16。

湿　疹

湿疹是由多种内、外因素引起的一种具有多形皮损和易有渗出倾向的皮肤炎症性反应。皮疹可发生在任何部位，以外露部位和屈侧多见，往往对称分布。病程不规则，常反复发作，迁延难愈。本病病因复杂多难以确定，与变态反应有一定关系。

【临床表现】皮疹呈多形性，可为红斑、丘疹、水疱、糜烂、渗出、结痂、肥厚、色沉等。依病程和临床特点可分为急性、亚急性和慢性湿疹，其中亚急性、慢性湿疹为急性湿疹炎症减轻或不适当处理后病程较久发展而来。常有特定好发部位如耳湿疹、手湿疹、乳房湿疹、肛门外生殖器湿疹、小腿湿疹等。

【诊断】依据急性期皮疹多形性、有渗出倾向、剧烈瘙痒、对称分布，慢性期苔藓样变等特征可诊断本病。

【治疗】本病治疗应尽可能寻找及去除致敏原，并避免外界不良刺激，保持皮肤清洁，防止皮肤感染。局部根据不同皮损形态选取湿敷、糊剂、霜剂、软膏等治疗。依据病情，全身应用抗组胺药及镇静剂等治疗。一般不口服糖皮质激素，有继发感染者使用抗生素治疗。

【参考照片】图3-14、3-15、5-3、5-4、5-5、5-6、10-2。

阴 虱 病

阴虱病是由阴虱在宿主外阴有毛部位寄生、繁殖及叮咬等所引起的瘙痒性寄生虫类传染病，主要通过性接触而传播。会阴、肛周、腹部、大腿内侧及上外侧的有毛部位均可受累，瘙痒显著。

【临床表现】患者常发现阴毛上有可移动的或类似于皮屑的阴虱虫体和虫卵，内裤上有叮咬引起的血迹和阴虱粪便。性伴常出现相同或类似症状。体检可发现阴毛根部毛囊炎或搔抓所致点状表皮剥蚀。在阴毛上可见活动的阴虱或灰色小点，取下在显微镜下可见阴虱。

【诊断】依据患者有无性伴感染史或与阴虱病患者密切接触史，结合典型临床症状及体检发现阴虱或阴虱的卵可诊断本病。实验室检查发现阴虱或虱卵有助于确诊。

【治疗】本病的治疗应首先剃去阴毛并予以焚烧。若患者不肯剃去阴毛，则必须用既能杀死阴虱，又能杀死阴虱卵的药物，如复方除虫菊酯、0.5%马拉硫磷洗剂等。也可局部应用5% ~ 10%的硫黄膏、丁香罗勒膏、50%百部酊或25%苯甲酸苄酯乳剂。内衣及床上用品应煮沸消毒，密切接触者同时治疗。

【参考照片】图3-16、5-22。

肛 裂

肛裂是肛管皮肤全层裂开而形成的裂隙及慢性溃疡，好发于肛管后正中线，多因肛门被强力排硬粪便损伤引起。

【临床表现】特点是排便时疼痛及排便后肛门内烧灼感或刀割样疼痛，且持续时间长。其次排便时每有少量出血，色鲜红，多覆盖于粪便表面或便后带血，少有大出血者。

【诊断】依据临床特征可诊断。检查不可用肛镜或指检，轻轻分开肛门皮肤即可见溃疡，部分患者可见到肛裂下缘有袋状皮垂、上缘齿状线有乳头肥大并存可以确诊。

【治疗】保持大便畅通，服麻仁丸、石蜡油等润滑肠道，使大便松软，便后保持清洁，严重者手术治疗。

【参考照片】图4-1、4-2、8-23、8-24、9-10、10-3。

股　癣

股癣是指发生在腹股沟、会阴部和肛门周围的浅部真菌感染。重者可从腹股沟向上蔓延至耻骨上部，但阴囊和阴茎较少受累。在温热潮湿的季节易于发生，男性多汗者尤易发病，久坐者也易发病。病原菌以红色毛癣菌为主。

【临床表现】基本损害为丘疹、水疱和丘疱疹，组成圆形或类圆形的红斑，中心常消退，边缘进展，形成环状损害，下侧边界清楚、炎症明显。久之则于局部发生浸润增厚呈苔藓化和色素沉着，自觉瘙痒。

【诊断】依据临床特点及真菌学检查可确诊。

【治疗】阴股部皮肤较娇嫩，勿用过于刺激药物。可局部应用复方间苯二酚涂剂、1%益康唑或克霉唑霜、2%咪康唑、联苯苄唑和特比萘芬霜等。对顽固病例，可选用伊曲康唑每天100 mg，连用15天。也可用特比萘芬每天250 mg，连用1～2周。

【参考照片】图4-11、7-20、7-21、7-22、9-7。

间　擦　皮　炎

间擦皮炎又称间擦疹、摩擦红斑，是指发生于皮肤皱襞的浅表性炎症。本病常见于婴儿及肥胖成人，好发于腋下、乳房下、腹股沟、阴股部皱襞及臀间沟等处。与皱襞处皮肤间相互摩擦及局部温暖、潮湿等刺激有关，炎热及潮湿季节多见。

【临床表现】本病皮损为潮湿的鲜红斑或暗红斑，肿胀明显，表皮浸渍发白、糜烂、渗出。如继发感染，还可出现局部淋巴结炎。

【诊断】依据患者体型，皱襞部位出现范围与皱襞相当的红斑，伴糜烂、渗出或浅表性溃疡可诊断本病。

【治疗】本病治疗应首先保持皱襞部位皮肤清洁、干燥。可清洗后外用粉剂以减轻摩擦。有糜烂、渗液时可局部外用3%硼酸溶液或依沙吖啶氧化锌油，待干燥后改用霜剂。若继发真菌或细菌感染，则对症使用抗真菌药物或抗生素。

【参考照片】图4-12。

尿　布　皮　炎

尿布皮炎又称新生儿红臀，是婴儿时期常见的一种炎症性皮肤病。好发于阴部、臀部包尿布处，有时也可累及下腹部及大腿处，一般发生在婴幼儿。与尿布上大小便分解产生的氨刺激皮肤有关。

【临床表现】本病原发皮损为潮红斑、丘疹、丘疱疹。严重者可有渗出、溃疡。

【诊断】依据发病年龄、发病部位、尿布使用史以及典型皮疹可诊断本病。

【治疗】本病治疗首先应勤换尿布，保持婴儿外阴部干燥。主要为局部用药，使用生理盐水或2%硼酸溶液清洗患处后外用扑粉，严重者于皮损处外用氧化锌油或氧化锌糊，切勿用肥皂或热水烫洗。

【参考照片】图4-13。

环　状　红　斑

环状红斑是一组以环状或回状红斑为特征的皮肤病，它是血管扩张充血或细胞浸润在皮肤上的表现，而不是一个独立的疾病。通常包括单纯性回状红斑、离心性环状红斑、匐行性回状红斑等疾病。单纯性回状红斑系变应性血管反应，皮疹多位于四肢，多见于女青年，可自行消退，但会有新皮疹发生。离心性环状红斑病因复杂，有的可伴发内脏肿瘤，皮疹分布于四肢及躯干，尤其好发于大腿和臀部，好发于青壮年，多数病例可自行缓解，预后良好。匐行性回状红斑可能是内脏疾病，尤其是恶性肿瘤的一个表现。

【临床表现】单纯性回状红斑皮疹为双侧发生，但不对称，基本损害为较窄的条形红斑，成圈状排列，不隆起，无浸润，环中央为正常肤色。离心性环状红斑皮损初起为风团样红斑，渐离心性向外扩大，中央消退区仍有新皮疹发生，形成双环形、多环形或相互连接构成地图状，红斑边缘内有糠状鳞屑，自觉轻度瘙痒，部分病例可伴

有关节痛或咽喉痛。匐行性回状红斑多数为同心性环状皮损，可融合成脑回状、图案状等，环的边缘活动，可稍隆起、色红、内缘附着鳞屑，有剧烈瘙痒。

【诊断】依据皮损形态及特征可诊断。匐行性回状红斑常合并恶性肿瘤。

【治疗】单纯性回状红斑可不予治疗，必要时服用维生素C或葡萄糖酸钙。离心性环状红斑需注意寻找病因，治疗原发病。局部可对症处理，口服羟氯喹、沙利度胺、氨苯砜，同时用抗组胺药及维生素C。匐行性回状红斑应认真做全身检查，主要治疗并发的恶性肿瘤及其他疾病，还可口服抗组胺类药物缓解红斑和瘙痒。

【参考照片】图4-14、4-15。

荨 麻 疹

荨麻疹俗称风疹块，是由于皮肤、黏膜小血管扩张及渗透性增加而出现的一种局限性水肿反应，通常在2～24小时内消退，但反复发生新的皮疹。本病病因复杂，病程迁延数日至数月。

【临床表现】常先有皮肤瘙痒，随即出现鲜红色或苍白色、皮肤色的风团，以及水肿性红斑。风团持续数分钟至数小时，少数可延长至数天后消退，不留痕迹。皮疹反复发作，以傍晚发作者多见。部分患者可伴有恶心、呕吐、头痛、头胀、腹痛、腹泻，严重患者还可有胸闷、不适、面色苍白、心率加速、脉搏细弱、血压下降、呼吸短促等全身症状。疾病于短期内痊愈者，称为急性荨麻疹。若反复发作达每周至少2次并连续6周以上者称为慢性荨麻疹。

【诊断】本病根据临床上出现风团样皮疹，即可确诊，诊断不困难，但确定引起荨麻疹的原因

常很困难。应尽可能详细询问病史和体格检查，以及进行有关的实验室检查，尽可能明确荨麻疹的原因。

【治疗】①去除病因，避免诱发因素。②抗组胺类药物：H_1受体拮抗剂，如多塞平。③抑制肥大细胞脱颗粒作用，减少组胺释放的药物：β_2肾上腺素受体促进剂，如酮替芬、色甘酸钠、曲尼司特。④糖皮质激素：一般用于严重急性荨麻疹、荨麻疹性血管炎、压力性荨麻疹对抗组胺药无效时，或慢性荨麻疹严重激发时，静脉滴注或口服，避免长期应用。⑤免疫抑制剂：自身免疫性荨麻疹患者，病情反复，上述治疗不能取得满意疗效时，可试用免疫抑制剂环孢素、硫唑嘌呤、环磷酰胺、甲氨蝶呤及免疫球蛋白等，雷公藤也具有一定疗效。

【参考照片】图4-16。

中毒性表皮坏死松解症

中毒性表皮坏死松解症（TEN），又称莱尔综合征（Lyell's syndrome），绝大多数与药物过敏有关。常由磺胺类、解热镇痛类、巴比妥类药物和抗生素引起。多系统受累时可危及生命。为药

物性皮炎中最严重的类型之一。

【临床表现】本病常有用药史。急性起病，数小时至1天即可波及全身。皮损初发为暗红或紫红色斑片，迅即发生大疱，疱间相互交通，融合成

大片状，皮肤稍擦即破，露出大片糜烂面，自觉疼痛，尼氏征阳性。几乎所有患者均有黏膜损害，全身腔口部位有严重的大疱、糜烂和渗出。患者可有嗜睡、昏迷、高热等全身症状。

【诊断】依据患者用药史及典型临床表现可诊断本病。

【治疗】本病治疗首先应立即停用可能的致敏药物。条件允许下，患者应安置于重症监护室进行补液、营养支持和创伤护理。糖皮质激素的治疗目前仍有争议，不同的研究结果是矛盾的。一些研究认为，一旦表皮剥脱发生，使用糖皮质激素可能会增加感染的风险。大剂量的IVIG（免疫球蛋白）治疗可能会降低死亡率。血浆置换也是有帮助的。TNF-α（肿瘤坏死因子-α）抑制剂和环孢素也有治疗成功的报道。还需注意皮肤和眼部护理，预防继发感染。

【参考照片】图4-17。

人 为 皮 炎

人为皮炎是指患者有意或无意通过化学、物理、机械等方法人为地造成皮肤损伤。女性多见，男女患者比例为1:4～1:20。患者一般都具有癔症性格，比较怪癖，易接受暗示。头、面、颈、胸处常受累，且患者常常隐瞒其损伤皮肤的行为。

【临床表现】人为皮炎的原发皮损与患者采取的毁损方式有关，多为不规则破损，边界清楚、外观奇特，且多数分布于手容易触及的部位。局部可发生红斑、水疱、大疱、表皮抓蚀、坏死和溃疡等损害，也可出现刺伤和割伤后所形成的创面。

【诊断】检查时如发现奇特的皮肤损害，且不能用意外损伤或其他原因解释，再加上患者有癔症性格或行为，可初步诊断。若能从患者及家属那里取得真实病史，则对确诊有重要意义。

【治疗】人为皮炎的治疗首先应对皮损局部进行对症治疗，预防继发感染。但更重要的是心理治疗，必要时可予患者口服抗抑郁药，如多塞平（多虑平）、氟西汀等。

【参考照片】图4-18、10-14。

肠病性肢端皮炎

肠病性肢端皮炎是一种罕见的常染色体隐性遗传病，由肠道吸收锌的缺陷引起。通常在断奶后1～2周内或是人工喂养的4～10周内发病，缓慢起病。发病年龄最早在出生后数天到数周，最迟10岁，平均为出生后9个月，尤其是在断奶前后发病率最高，一些轻型病例可长期误诊至成年。

【临床表现】起病隐匿，皮炎、腹泻和脱发是典型的肠病性肢端皮炎的表现。首先表现为婴儿不活泼、纳差，进而发生腹泻，本病的基本损害是大疱，典型的皮损发生在手、足和腔口周围皮肤，大疱破后发生糜烂形成大片潮红、结痂，边缘锐利，伴有鳞屑。同时伴有脱发、指（趾）甲变形、腹泻、消化不良。疾病相关腹泻的严重程度有很大不同，可于皮疹出现之前或之后出现。患儿哭闹，逐渐消瘦。

【诊断】主要根据临床三联征（皮炎、腹泻、脱发），结合血浆锌水平＜50mg/100ml及补锌治疗有效而确诊。有时病情波动，长期无症状或症状不全时会造成诊断困难。泛发型念珠菌病类似本病，而本病又大多继发念珠菌感染，应予鉴别。根据好发于口周、肛周，有红斑、糜烂、结痂的表现，应考虑到该病。

【治疗】一般支持疗法包括母乳喂养，同时补充维生素、水、电解质、氨基酸，亦可输新鲜血。各种锌元素制剂如硫酸锌、醋酸锌、葡萄糖酸锌、柠檬酸锌和氨基酸螯合氯化锌等可用于治疗本病，每日给予锌50mg，分3次服用。症状改善后逐步停药，防止长期大量应用导致锌中毒。此外应注意皮肤清洁卫生，防止或控制局部及全身继发性细菌或真菌感染，根据皮损性质采用不同剂型和不同治疗作用的外用药物。

【参考照片】图4-19、4-20、4-21、7-9、7-10、7-11、7-12、7-13。

麻　风

麻风是由麻风分枝杆菌引起的一种慢性传染性疾病，主要侵犯人的皮肤和周围神经。儿童、年老体弱者，尤其是有细胞免疫缺陷者易受感染，晚期可造成畸形或残疾。

【临床表现】本病潜伏期平均3～5年。依据机体免疫状态可分为五型，其中有两个表现极型：结核样型（TT）和瘤型（LL）。介于两者之间的有：偏结核样型界线类麻风（BT）、偏瘤型界线类麻风（BL）、中间界线类麻风（BB）。TT好发于四肢、面部、肩部和臀部等易受摩擦部位。典型皮损为红色斑疹，界清，皮损渐向四周扩展，可中央消退，边缘活动，皮损处均有感觉障碍，可触及粗大神经。多发生于细胞免疫功能强的个体，细菌学检查一般阴性。瘤型皮损多发、广泛、对称，可累及全身皮肤。典型皮损为浸润性结节和斑块。眉毛脱落对称，常有内脏损害。周围神经干损害对称、粗大、质软。多发生于抗麻风杆菌细胞免疫功能较低的个体，查菌强阳性。

【诊断】对麻风的诊断必须十分谨慎，除非有足够的证据，否则切勿轻易确诊。应根据各型麻风的临床表现、组织病理学检查和实验室检查共同进行诊断。

【治疗】对于麻风病的治疗，应采取早期、及时、足量、足疗程、规则治疗的原则，及时正确处理麻风反应，一般采用联合化疗方案，在达到临床治愈后，应给予巩固治疗，防止复发。

【参考照片】图4-22、4-23、5-30、10-20。

过敏性紫癜

过敏性紫癜为各种致敏原引起的皮肤毛细血管及细小动脉的白细胞碎裂性血管炎。多见于儿童和青少年，占患者数的80%，患者发病前1～3周可有上呼吸道感染史。皮损常对称分布于四肢伸侧及臀部，尤以小腿多见。病程长短不一，多在6～12周恢复，但易复发。可伴有关节痛、腹痛和肾损害。

【临床表现】本病的典型皮损为针尖至黄豆大小的瘀点或瘀斑，亦可为红斑、斑丘疹、水疱或风团样损害，皮损经1～2周后逐渐转为褐色斑点或消退，但可成批反复出现，病程可持续数年。依据累及部位不同还可分为单纯型、关节型、腹型、肾型。

【诊断】依据患者皮损分布特点，反复出现的可触性紫癜，血小板计数及出凝血时间正常，组织病理示白细胞碎裂性血管炎可做出诊断。还要结合其他伴发症状进行分型诊断。

【治疗】本病的治疗应首先去除可疑病因，积极防治各种感染，注意休息，饮食宜清淡。对单纯性紫癜可使用抗组胺药物、降低毛细血管通透性及脆性的药物如维生素C、芦丁、钙剂等。对于全身症状较重的关节型、腹型、肾型可全身应用糖皮质激素。顽固肾损害者可加用免疫抑制剂，关节型疼痛明显者可予非甾体类抗炎药。血浆置换疗法可用于急性期严重患者。

【参考照片】图4-24、4-25。

川　崎　病

川崎病又称急性发热性皮肤黏膜淋巴结综合征，是一种以全身血管炎为主要病变的急性发热性皮肤黏膜发疹伴淋巴结肿大的疾病。皮疹好发于躯干部，也可发生于颜面和四肢，多见于5岁以下婴幼儿，无明显季节性。病因尚不明确，有一定自限性，预后较好，0.5%～1%患者合并心脏损害可致猝死。

【临床表现】本病初起时多有高热，持续5天以上，对抗生素及退热剂无效。可有双侧球结膜充血，口唇干裂潮红，可有杨梅舌。3～5天后发疹，皮疹为多形性，可为麻疹样、猩红热样或多形红斑样，持续1周左右可消退。同时还可出现手足硬肿、潮红，指趾端脱屑、甲出现横沟，颈淋巴结肿大等症状。50%以上患者心血管受累，70%患者心电图异常。

【诊断】不明原因且持续超过5天的发热为本病诊断必备的条件，余依据典型的眼球结膜充血、口腔黏膜改变、肢端改变、多形性发疹及淋巴结肿大中的至少4条即可诊断本病。实验室检查可见白细胞增多，有核左移、血小板增高、血沉快。

【治疗】本病主要为对症治疗。可口服阿司匹林预防血小板聚集而可能形成的冠状动脉病变，还可使用丙种球蛋白大剂量注射。

【参考照片】图4-26。

持久性隆起性红斑

持久性隆起性红斑病因尚不清楚，可能是人体皮肤血管对细菌或其毒素的一种免疫反应。病理上为典型的白细胞碎裂性血管炎的表现，故现在认为该病是白细胞破碎性血管炎的顿挫型。

【临床表现】该病常见于成年人，初期时为圆形或椭圆形的柔软的粉红色或淡黄色丘疹、结节和斑块，后期发展为硬的紫红色结节、斑块，皮疹融合为漩涡状或不规则形，表面光滑。少数皮疹可出现水疱、血疱和溃疡。皮损好发于四肢关节伸侧的皮肤表面（尤其是手部和膝关节）和臀部，面部和耳部也见发生。偶尔，皮损会自发性消退，留有色素沉着或色素减退性的萎缩纹。一般无明显的全身症状，伴发多发性关节炎时有关节疼痛。

【诊断】四肢伸侧和臀部出现无症状的紫红色持久性结节或斑块，要考虑到本病。病理组织学检查可以进一步确诊。

【治疗】治疗方法同白细胞碎裂性血管炎。氨苯砜或者磺胺嘧啶口服治疗，疗效较好。顽固者可以使用雷公藤、沙利度胺（反应停）和其他免疫抑制剂治疗。

【参考照片】图4-27。

毛细血管扩张症

毛细血管扩张症是浅表毛细血管、小静脉或小动脉持久性的扩张。长期暴露于冷、热、日光及风环境中的人易患毛细血管扩张症。

【临床表现】为皮肤表面细小、线状的血管纹路，相互交织，似红色的网，压之褪色。可以发生于任何年龄和任何部位的正常皮肤上。大多数成人的鼻翼上可见细小的毛细血管扩张症。毛细血管扩张分原发性及继发性两类：①原发性如毛细血管痣、Bloom综合征、遗传性出血性毛细血管扩张（Osler综合征）等。②继发性毛细血管扩张常继发于其他皮肤病，如着色性干皮病、硬皮病、红斑狼疮、异色性皮肌炎、放射性皮炎、酒渣鼻等。

【诊断】依据临床表现诊断不难。

【治疗】治疗原发性疾病。必要时可以激光破坏血管。

【参考照片】图4-28。

膨 胀 纹

膨胀纹又称萎缩纹、白纹，合并妊娠者称为妊娠纹，为皮肤出现的原发性条纹状萎缩。可发生于任何年龄，多见于青春期、青年体重增加过快者及妊娠妇女。好发部位因患者不同而各有特点，肥胖者可发生于大腿皱褶部、股内侧或臀部；孕妇可发生于腹部。系由于皮肤弹性纤维断裂所致，常由肥胖、妊娠、水肿等原因引起，长期外用或内服大量糖皮质激素也可致本病发生。无自觉症状，一般不会消退。

【临床表现】本病早期皮损为条状淡红色或紫红色纹，稍隆起，渐转为苍白色，微凹、柔软、光滑，有时隐约可见皮内血管纹理。

【诊断】依据患者体型、用药史及典型临床表现可诊断本病。

【治疗】本病尚无特效的治疗方法，维A酸外用或可使皮疹减轻。

【参考照片】图4-29。

擦　伤

擦伤（肛交损伤）近年多见，肛交后2～3天肛门口有损伤及疼痛。是由于肛交行为过激，肛门皮肤过度紧张和牵拉，以及粗糙的手部皮肤摩擦引起。

【临床表现】肛门口出现红斑、浅糜烂、潮润，如继发细菌感染会形成溃疡，甚至明显凹陷边界清楚，表面附有脓液。

【诊断】根据肛交后出现肛门口红斑、浅糜烂，可以诊断。

【治疗】加强局部清洁，继发感染者外用抗生素乳膏，严重者口服抗生素。

【参考照片】图4-30。

尖 锐 湿 疣

尖锐湿疣又称生殖器疣、性病疣，是由人类乳头瘤病毒（HPV）感染引起的一种皮肤和黏膜良性赘生物，主要通过性接触传播。好发于男女生殖器及肛周，患者多为处于性活跃期的中青年。最常见的致病类型为HPV6、HPV11、HPV16、HPV18及HPV33型等。

【临床表现】本病潜伏期平均为2～3个月。典型损害初发为小而柔软的淡红色丘疹，逐渐增大，数量逐渐增多，成为乳头瘤样、菜花样、鸡冠样或蕈样的赘生物，表面高低不平，质地柔软，基底有蒂，表面呈乳头瘤样，可有糜烂、溃疡和分泌物。

【诊断】对于发生于外阴和肛周典型的疣状或菜花样肿物，诊断并不困难；对早期及亚临床感染的损害，应在醋酸白实验的基础上，做阴道镜或尿道镜等检查，并进一步取病变组织做组织病理学检查以确诊。

【治疗】治疗方法很多，包括外用药、冷冻、二氧化碳激光、电灼、手术等治疗方法，具体应根据疣体大小、发生部位、数量及机体的免疫状况而定。

【参考照片】图4-31、5-10、5-11、5-12、8-1、8-2、8-3、8-4、8-5、8-6、8-7、8-8、9-19。

梅　毒

梅毒是感染苍白螺旋体所产生的一种慢性传染性疾病，几乎可以侵犯全身所有器官，产生多种多样的症状和体征。但亦可呈潜伏状态，多年或终身无症状。梅毒是危害较大的性病之一，主要通过性接触传播，亦可由胎盘传至后代，导致胎传梅毒。病原菌为苍白螺旋体，在体外不易生成，煮沸、干燥、肥皂等一般消毒剂均可将其杀害。

【临床表现】梅毒因传染途径不同可分为胎传（先天）梅毒和获得性（后天）梅毒；根据其病期

和传染性强弱分为早期梅毒与晚期梅毒；根据其临床及血清学检查分为显性梅毒和隐性梅毒，隐性梅毒不论早晚期均无临床症状，只有血清学阳性。

1. 经典梅毒 不经治疗的梅毒有其自然病程。梅毒螺旋体侵入人体后经过 2～4 周的潜伏期可在入侵部位发生炎症反应性硬结，成为硬下疳（即一期梅毒）。此时螺旋体已由硬下疳附近的淋巴结进入血循环而播散到全身，再经 6～8 周潜伏期，几乎入侵到所有组织和器官，而产生各种皮疹和症状，此时成为二期梅毒。二期梅毒可不经治疗而症状消失，又进入潜伏状态，称隐性梅毒。当机体抵抗力降低时，病情再活动出现新的皮疹和症状，称二期复发梅毒，如反复黏膜梅毒、骨梅毒、内脏梅毒、心血管梅毒及神经系统梅毒。若不出现晚期梅毒症状，只有梅毒血清反应持续阳性，则称为晚期隐性梅毒。部分患者血清反应的滴度逐渐下降，最终转为阴性，则梅毒自然愈合。自青霉素等抗生素应用于临床之后，已难以见到梅毒的经典自然病程。

（1）一期梅毒：感染 2～4 周，在梅毒螺旋体入侵处出现直径 1～2 cm 大小的无痛性、软骨样硬度的结节，即硬下疳。硬下疳破溃后表现为 1～2 cm 直径、表面潮湿的浅溃疡，有少许分泌物，触之有软骨样硬度，其分泌物可检查出螺旋体。硬下疳多为单发，亦可见多发者。最常发生于外生殖器部位，但由于性行为的多样化，亦可见于直肠、口腔及身体其他部位。硬下疳出现 1 周左右，腹股沟淋巴结肿大（称横痃），感染 2～4 周内梅毒血清反应即可呈阳性。出现 7～8 周后，全部患者血清均呈阳性反应。

（2）二期梅毒：感染 2 个月后（或硬下疳出现 3～4 周），梅毒螺旋体在组织内繁殖，出现多形皮疹、流感样综合征（发热、头痛）及全身淋巴结肿大，即二期梅毒。此时硬下疳可能已经消退（或未消退），出现多种多样的皮疹如斑疹（玫瑰疹）、斑丘疹、丘疹、银屑病样丘疹、毛囊炎、雅司样疹、脓疱疹、蛎壳状疹、溃疡等。但掌跖部红铜色的丘疹或鳞屑性圆形斑疹颇具特征，有诊断价值。外阴、肛周皮肤与黏膜交界处可出现湿润乳头状的湿丘疹及面积较大的扁平湿疣。其分泌物可检查出螺旋体。

此外还有梅毒性黏膜斑、梅毒性白斑、梅毒性脱发、梅毒性甲床炎和甲沟炎。二期梅毒还可发生骨骼损害，常见的是长骨的骨膜炎；肌肉损害为随意性肌炎症；淋巴结肿大，尤其是颈后淋巴结及肱骨上的淋巴结；眼损害可发生于眼的任何部位；内脏受损主要表现为肝炎、胆管周围炎、肾炎及脑膜炎。头部呈虫蛀状或弥散性脱发。梅毒血清呈阳性。

二期梅毒可几度进入潜伏状态，又可多次复发。再次的发疹称为二期复发梅毒疹。其皮疹较少较大，颜色较暗晦，分布局限。一、二期梅毒合称早期梅毒，均有较强的传染性。

（3）三期梅毒：又称晚期梅毒。感染后 2～4 年内如未治疗，大约 1/3 的患者进入三期梅毒。晚期梅毒可累及人体的任何器官，破坏性最大，但仍以皮肤黏膜梅毒最常见。极少找到螺旋体，但梅毒血清呈阳性。发生在皮肤及皮下组织的小硬结称为结节性梅毒疹；发生在皮下组织、肌肉骨骼和脏器的硬结称梅毒瘤或树胶肿；皮下结节若发生在大关节附近称为近关节结节。

晚期梅毒的骨梅毒以骨膜炎为多见，其次是树胶肿；眼梅毒为少数，会发生虹膜睫状体炎、视网膜炎及角膜炎等；晚期心血管梅毒可为单纯性动脉炎、主动脉瓣关闭不全、主动脉瘤、冠状动脉口狭窄，心肌树胶肿非常罕见；晚期神经梅毒可无症状，但亦可有脑膜血管梅毒、脑实质梅毒而发生麻痹性痴呆、脊髓痨及神经萎缩。晚期梅毒还可累及随意肌、肝脏、肺脏及睾丸等脏器。

2. 隐性梅毒（潜伏梅毒） 是指特异性梅毒螺旋体抗体试验阳性，而无梅毒临床表现，脑脊液检查正常者。其感染期在 2 年以内的称早期隐性梅毒，2 年以上的称晚期隐性梅毒。晚期隐性梅毒一般认为无传染性，但孕妇除外。因其仍可传给胎儿，如未经治疗，约 30% 的隐性梅毒最终可发生晚期梅毒的各种并发症。

3. 胎传梅毒（先天梅毒） 是胎儿在母体子宫内受感染，出生后发生的新生儿、婴儿、儿童或成人的梅毒。妊娠 9 周后，胎儿便可受感染，常有较严重的内脏器官损害，通常病死率较高。

胎传梅毒又分为早期和晚期，以 2 年为界限。出生后 3 周至 2 岁发病的称早期胎传梅毒，其表现与获得性早期梅毒相似（但无下疳表现）。早期出现鼻炎、咽喉炎症状，常有口周皲裂（以后有放射状沟纹）；肝脾肿大常见，亦可出现淋巴结肿大及骨膜炎。皮肤表现多样，鳞屑性红斑、丘疹、水疱、大疱及扁平湿疣样损害等，可伴脱发、甲沟炎、甲床炎。做暗视野检查可阳性，梅毒血清学试验亦阳性。发生于2岁以后者为晚期胎传梅毒，表现与三期梅毒一致。除有活动性损害的临床表现如实质性角膜炎、神经性耳聋、神经系统异常、脑脊液异常、脾脏肿大、鼻或颚树胶肿、Clutton关节炎、骨膜炎、指炎及皮肤黏膜损害外，可有特征性的"永久性标志"，包括前额圆凸、佩刀胫、Hutchinson齿（半月形门齿）、桑葚齿、基质性角膜炎、腔口周围皮肤放射状皲裂性瘢痕、胸锁骨关节骨质肥厚及视网膜炎等。

4. 胎传隐性梅毒 是指特异性梅毒血清反应阳性，未经治疗也无临床症状的梅毒。年龄<2岁者为早期胎传隐性梅毒，>2岁者为晚期胎传隐性梅毒。

【免疫学】梅毒的免疫性问题极为复杂。人类对梅毒缺乏先天免疫力，在感染后才逐渐形成。硬下疳发生后即可产生免疫性，此称为感染性免疫。但一期梅毒一般处于免疫发生和增强阶段，仍可通过性交或自我接种而感染，即重感染，说明尚无足够的免疫力。至二期梅毒免疫力达到最高峰，血清的非特异性免疫反应均为强阳性，不再发生重感染，晚期梅毒体液免疫开始减弱。梅毒治愈后仍可发生再感染，患者体内的特异性抗体于病后终身存在，但并不能防御再感染，总之梅毒的免疫力是不可靠的。从临床表现和动物实验均可看出，梅毒的发病与人体体液免疫和细胞免疫有关，并且成为诊断梅毒的重要手段。

【诊断】梅毒病程长，症状复杂，侵犯各系统器官，故与许多疾病的临床相像，被称为万能模仿者。因此，确定梅毒诊断必须结合病史、临床症状、体格检查及实验室检查结果，综合分析，才能做出诊断。实验室检查是梅毒诊断中的重要依据。

1. 暗视野显微镜检查 在早期梅毒的皮肤黏膜损害中查到螺旋体可确诊。

2. 梅毒血清试验 一般用非螺旋体抗原实验（如VDRL、USR、RPR）做筛查，阳性有助于诊断梅毒：①病史及体检符合梅毒，可确定诊断。②病史及体检不符合梅毒，应进一步做螺旋体抗原试验（如FTA-ABS、TPHA或TPPA），后者阳性则基本肯定是梅毒；若为阴性，则前者可能是生物学假阳性反应。筛查试验阴性者一般不诊断为梅毒，只有可疑患者才做最后一步证实试验。

3. 脑脊液检查 对神经梅毒的诊断、治疗、预后判断有所帮助。

【治疗】梅毒治疗原则为早期、足量、规则用药，治疗后定期随访。用药首选青霉素，对青霉素过敏者可口服四环素或红霉素。孕妇即有肝肾功能障碍者禁用四环素。治疗时应预防吉海（Jarisch-Herxheimer）反应。随访2～3年，第1年每3个月做1次临床和血清学检查，第2年每6个月1次，第3年末最后复查1次。若一切正常停止观察。

【参考照片】图4-32、4-33、5-13、7-32、7-33、7-34、8-12、8-13、8-14、8-15、8-16、9-20、9-21、9-22。

淋 病

淋病是由淋球菌感染泌尿生殖道黏膜以及眼、咽、直肠等其他部位引起的化脓性感染，严重者可以引起全身播散性感染。淋球菌呈卵圆形或肾形，常成对排列，直径为0.6～0.8 μm，革兰染色阴性，适宜的生长温度为35～36 ℃，主要侵犯黏膜，对单层柱状上皮和移行上皮黏膜有特殊亲和力。淋病主要通过患者之间的性接触互相传播，也可因接触含淋球菌的被污染衣物、被褥、毛巾、浴盆和坐便器等而被传染。淋球菌感染黏膜后，首先通过菌毛表面的黏附因子黏附到上皮细胞表面进行繁殖，其次经上皮细胞吞噬作用进入细胞内继续繁殖，从而导致细胞溶解破裂。同时淋球菌释放内毒素等多种化学毒素，诱导中性粒细胞聚集和吞噬，引起感染部位充血、水肿、化脓和疼痛等急性炎症的表现。

【临床表现】淋病多发于性活跃的中青年，潜伏期短、平均3～5天，传染性强，不及时治疗可导致多种并发症和后遗症，临床分无并发症淋病和有并发症淋病。

1. 无并发症淋病 男性主要表现为尿频、尿急、尿痛，尿道口红肿、有黄脓性分泌物流出，可伴发腹股沟淋巴结肿痛。后尿道受累时可出现终末血尿、血精和会阴部轻度坠胀等。全身症状较轻，少数可有发热、乏力等全身不适。女性症状相对男性较轻，60%的女性感染淋病后无症状或症状轻微。主要表现为宫颈口黏液脓性分泌物，侵犯尿道和尿道旁腺时有尿道口红肿压痛、尿频、尿急、尿痛及脓性分泌物的表现，侵犯前庭大腺时表现为单侧前庭大腺红肿、疼痛和脓肿形成。可有发热、乏力等全身不适的症状。淋球菌感染肛门直肠时有肛门瘙痒、烧灼感、里急后重和黏液脓性分泌物排出，主要见于男性同性恋者，女性可通过擦拭含有淋球菌的分泌物直接感染肛门直肠所致。口交者可以引起淋菌性咽炎，有咽干、咽痛和吞咽痛等急性咽炎或急性扁桃体炎的表现。眼部感染时，表现为眼结膜充血水肿和脓性分泌物，严重时角膜发生溃疡，引起穿孔失明。

2. 有并发症淋病 往往因治疗不当或酗酒、性交等影响，导致淋球菌感染进一步发展蔓延至后尿道和周围器官，男性引起后尿道炎、前列腺炎、精囊炎、附睾炎等，如反复发作形成瘢痕后可引起尿道狭窄、输精管狭窄或梗阻而继发不育。女性引起输卵管炎、子宫内膜炎、输卵管卵巢脓肿、盆腔脓肿和腹膜炎等，如反复发作可造成输卵管狭窄或闭塞，进而引起宫外孕、不孕或慢性盆腔炎等。在患者免疫力低下的时候，淋球菌可以通过血管、淋巴管播散全身，发生高热、寒战等菌血症的表现，若不及时治疗可危及生命。

【诊断】本病主要根据病史（性接触史、性伴感染史、与淋病患者共用物品史或新生儿的母亲有淋病史等）、典型临床表现做出初步诊断，进而根据实验室检查结果确诊。

【治疗】①淋菌性尿道炎、宫颈炎、直肠炎和咽炎：头孢曲松500 mg一次肌内注射，或大观霉素4 g一次肌内注射。②淋菌性眼炎：新生儿予头孢曲松每日25～50 mg/kg（单剂不超过125 mg）静脉或肌内注射，连续7天；或大观霉素每日40 mg/kg肌内注射，连续7天。成人予头孢曲松1.0 g，每日1次，肌内注射，连续7天；或大观霉素2.0 g，每日1次，肌内注射，连续7天。同时应用生理盐水冲洗眼部，每小时1次。③有并发症的淋病：头孢曲松500 mg，每日1次，肌内注射，连续10天；或大观霉素2 g，每日1次，肌内注射，连续10天。并发盆腔炎者应加用甲硝唑400 mg，每日2次，口服，或多西环素100 mg，每日2次，口服，连续10天。④播散性淋病：头孢曲松1.0 g，每日1次，肌内或静脉注射，连续14天；或大观霉素2.0 g，每日2次，肌内注射，连续14天。⑤淋菌性心内膜炎疗程要4周以上。判愈标准：治疗结束后2周复查，临床表现消失，淋球菌涂片和培养均阴性为治愈。

【参考照片】图4-34。

湿疹样皮炎

湿疹样皮炎又称感染性湿疹，为细菌感染性病灶附近发生的皮炎，有渗出倾向。皮损好发于耳周、褥疮、慢性溃疡或瘘管等慢性感染附近。多见于儿童，也可见于成人。其与微生物，特别是金黄色葡萄球菌超抗原激发的免疫反应之间的关系尚不清楚。

【临床表现】本病皮损为潮红、水肿、糜烂、渗出、结痂及鳞屑等，并可随搔抓方向呈线状播散。

【诊断】依据感染病灶附近的典型皮损可诊断本病。

【治疗】本病治疗可采用内服抗生素联合糖皮质激素，口服抗组胺药可有一定效果。局部可外用抗生素联合糖皮质激素。

【参考照片】图5-1、5-2。

鲍温样丘疹病

鲍温样丘疹病是发生于生殖器的小丘疹。主要发生于男性阴茎、龟头，女性的大小阴唇及肛周，青壮年好发。病因尚未完全阐明，有研究表明与人类乳头瘤病毒感染有关。病程慢性，少数患者的皮损可自然消退，但可复发，少数可转变为浸润性癌（<5%）。

【临床表现】本病基本损害为多发性小丘疹，圆形，肉色或红褐色，境界清楚，表面天鹅绒样或疣状。可无症状或有瘙痒。病理呈鲍温样改变，表现为表皮细胞排列紊乱，有些核有非典型性。

【诊断】根据发病年龄较轻、典型临床表现、良性临床经过和组织病理改变可对本病进行诊断。

【治疗】本病多采用各种外科方法或局部外用治疗，手术切除效果最可靠，局部可外用5%氟尿嘧啶软膏。

【参考照片】图5-7、5-8。

寻 常 疣

寻常疣系由人类乳头瘤病毒（HPV）感染所引起的皮肤疾病。常好发于手指、手背、足缘等处，1%～2%的寻常疣可发生于生殖器部位。本病可发生于任何年龄，但婴幼儿少见，青少年发病率最高。主要通过直接接触传染，外伤常为重要因素。发生与机体免疫状态有重要关系。

【临床表现】本病典型损害为黄豆大，表面角化粗糙，坚硬的丘疹，呈灰黄或污褐色。发生于甲周者称为甲周疣；在甲床者称为甲下疣；有时皮损呈细长丝状突起称丝状疣；有时为一簇多个参差不齐的指状突起，称指状疣。当免疫功能低下时，疣体可泛发。

【诊断】依据病史、临床表现、发病部位及发展情况可对本病做出诊断。必要时可行病理及电镜检查。

【治疗】疣的数目少时可选用冷冻、电灼、激光、刮除等治疗。还可局部应用5%氟尿嘧啶软膏、10%水杨酸软膏等药物。严重多发病例可全身用药，主要为免疫调节剂。

【参考照片】图5-9、8-17。

传染性软疣

传染性软疣俗称"水瘊子"，是由痘病毒中的传染性软疣病毒感染所致的表皮增生性传染性皮肤病。皮损好发于躯干、四肢、肩胛、阴囊及眼睑等处，多见于儿童及青年女性等皮肤柔嫩者。可通过直接接触、自身接种或性接触传播。

【临床表现】本病潜伏期1～6个月。典型皮损为粟粒至绿豆乃至黄豆大半球形丘疹，呈灰白或珍珠色，若有继发感染也可发红。表面有蜡样光泽，中央有脐凹，可以从中挑出或挤出乳白色奶酪样物质，称为软疣小体。可因搔抓而自身接种，皮损呈线状。因性接触而感染者多位于外阴部。

【诊断】依据蜡样光泽的半球形丘疹、顶端凹陷的脐凹、可挤出乳酪样物质等特点可诊断本病。

【治疗】本病以局部治疗为主。消毒皮肤后，用刮匙将疣体刮除或用消毒镊夹住疣体，将内部软疣小体全部挤出，用2.5%碘酊充分涂抹，压迫止血。3日内避免洗浴，以防继发感染。

【参考照片】图5-14。

带 状 疱 疹

带状疱疹系由水痘-带状疱疹病毒感染引起，沿周围神经单侧分布的簇集性水疱伴神经痛为主要特征的病毒性皮肤病。该病毒初次感染表现为水痘，常见于儿童；当病毒再活动时，沿周围神经侵及皮肤，即带状疱疹。好发于肋间神经及三叉神经支配的皮肤区域，自觉疼痛，多见于中老年人。本病愈后一般可获终身免疫。

【临床表现】典型症状发生前常有轻度全身症状如低热、全身不适、食欲不振等。原发皮损为在红斑基础上群集的水疱，粟粒至绿豆大小，有的中央可有脐凹。疱内容物清，严重时可呈血性。水疱彼此融合，可发生坏死性溃疡。皮损沿某一周围神经单侧分布，一般不超过中线。神经痛是本病特征之一。耳带状疱疹可出现面瘫、耳痛、外耳道疱疹三联征，成为Ramsay-Hunt综合征。患者免疫力下降，如HIV感染者，可发生播散性带状疱疹。一般1～2周可自愈。

【诊断】依据沿神经分布的典型皮疹及明显的神经痛可诊断本病。

【治疗】早期可给予抗病毒药物如阿昔洛韦、泛昔洛韦口服或静脉给药。口服镇痛药及镇静药以缓解疼痛。病变早期使用糖皮质激素可抑制炎症过程，减少后遗神经痛的发生。局部用药以干燥、消炎为主，可用炉甘石洗剂、0.5%新霉素软膏等。

【参考照片】图5-15、6-10、6-11、6-12、6-13。

原发性皮肤淀粉样变

原发性皮肤淀粉样变是指淀粉样蛋白质沉积在皮肤内，而无内脏损害的一种皮肤病。本病原因不明，以真皮内淀粉样物质沉着为特征。依据皮肤表现可分为苔藓样型、斑状型、结节型和皮肤异色样型。

【临床表现】苔藓样型常见于小腿伸侧，其次为上背部、前臂外侧，多发于中青年，慢性病程。皮疹初起为针头大的褐色斑疹、丘疹，逐渐增大，可达2mm左右，质硬，互不融合。表面粗糙，褐色。自觉瘙痒剧烈。斑状型好发于上背部肩胛区，少数累及躯干及四肢，多见于中年妇女。皮损为密集的褐色或紫褐色斑疹，呈网状或波状外观，表面粗糙。有轻至中度瘙痒。结节型好发于头面、躯干、四肢和生殖器，皮损为单发或多发的黄色结节，表面光滑，中央有时萎缩。皮肤异色样型属常染色体隐性遗传病，好发于腰背、四肢，躯干及臀部也可受累，男性多见。皮损表现为皮肤萎缩、毛细血管扩张、网状色素沉着或色素减退、苔藓样丘疹及水疱，可有不同程度瘙痒。除上述类型之外，还可见肛门骶股部淀粉样变，多发于60岁以上男性，皮疹为角化过度色素沉着斑，以肛门为中心呈放射状或扇形线条排列，自觉不同程度瘙痒。

【诊断】依据皮疹特征，Nomland试验（将1.5%刚果红溶液注入可疑皮疹内，24～48小时后若仍有红色残留则表明真皮内有淀粉样蛋白质沉积）阳性、组织病理证实有淀粉样蛋白质沉积即可确诊。

【治疗】本病尚无满意治疗方法。口服抗组胺药可止痒。局部可使用糖皮质激素、钙泊三醇等。可试用封包，小面积损害可冷冻。

【参考照片】图5-16、5-17、5-18。

皮肤钙质沉着病

皮肤钙质沉着病系指不溶性钙盐沉积在皮肤组织中所引起的疾病，沉积的钙盐主要是无定形的磷酸钙、少量碳酸钙和极少的羟磷灰石。皮疹常对称发生于四肢，也可分布于躯干、阴囊等处。儿童，特别是女性多见。依据病因的不同又可分为原发型和继发型钙质沉着。其中原发型无钙、磷代谢异常，无外伤等因素；继发型可见于皮肌炎等。

【临床表现】本病基本损害为丘疹、结节或斑块，直径、大小不定，质地较硬，皮色、象牙白或紫红色，可有疼痛。破溃后可排出细颗粒状乳酪样物质。

【诊断】依据典型临床表现可诊断本病。

【治疗】对于单发者可采用手术切除，多发者可用低剂量华法林、依替膦酸盐及地尔硫草等。

【参考照片】图5-19、5-20。

疥 疮

疥疮系疥虫寄生于人体皮肤表皮内所致的慢性传染病。皮损好发于指缝、腕屈面、肘窝、腋前缘、腋窝、下腹及股上部内侧，男性患者还可累及龟头、阴囊、阴茎。可通过密切接触传播，易在集体和家庭中流行。

【临床表现】本病的基本损害为丘疹、水疱、隧道及结节。隧道为疥螨在表皮内掘出，好发于指缝，末端有小水疱。自觉瘙痒剧烈，夜间尤甚。经搔抓后可继发湿疹样皮炎、脓疱疮和疖病。

【诊断】依据接触传染史、典型临床表现可诊断本病。若检出疥螨则可确诊。

【治疗】本病治疗一般外用10%（儿童5%）硫黄软膏，自颈以下，连用3天，第4天洗澡更衣。2周后还发现新发皮疹者重复这一疗程。还可试用25%苯甲酸苄酯乳剂、1%林旦（丙体六六六）霜剂等治疗。有感染者同时采用抗感染药物治疗。

【参考照片】图5-23、5-24。

汗孔角化病

汗孔角化病为一种与遗传有关的慢性角化性皮肤病。可发生于皮肤任何部位，以面、颈、四肢等外露部位多见，偶可发生在龟头、口腔等黏膜部位。好发于男性。目前致病基因尚不清楚，日光暴晒为发病诱因。

【临床表现】本病初起时皮损为米粒至扁豆大小褐色或棕色角化性丘疹，渐向四周扩展成圆形、环形，中央轻度凹陷萎缩，毳毛消失，周边呈明显角化性堤状隆起。质硬，无自觉症状。皮损呈单发或多发，少数患者可泛发全身，皮损为大片褐色角化斑片，环形或地图状。依照皮损分布不同可分为经典型、限局型、线状、点状、浅表播散型及播散性浅表光线型。中老年患者皮损处偶继发鳞状细胞癌或原位癌。

【诊断】依据典型的临床表现及组织病理见典型角化不全的柱状鸡眼样板可诊断本病。

【治疗】本病目前尚无有效治疗方法。可外用维A酸软膏、水杨酸软膏或氟尿嘧啶软膏等。严重者可内服维生素E或维A酸类药物。数目少者可选用电灼、冷冻或激光灯方法去除皮损。

【参考照片】图5-25、5-26、5-27、5-28、7-27、7-28、7-29。

黑 棘 皮 病

黑棘皮病又名黑角化病或色素性乳头状营养不良，是指以皮肤颜色加深及乳头状或天鹅绒样增厚为特征的一种皮肤病。本病少见，皮损好发于颈部、腋部、腹股沟、肛周、乳晕及面部。依严重程度和受累范围不同可分为良性型和恶性型，发病可能与遗传、内分泌、药物及肿瘤有关。

【临床表现】本病患处皮肤为灰褐色或黑色，增厚、粗糙，触之似天鹅绒状。良性型又可分为真性黑棘皮病及假性黑棘皮病，其中前者与遗传有关，患者青春期后可缓解；后者多发生于肥胖患者，皮损限于皱褶处，体重恢复后可缓解。恶性型多见于中老年人，皮损严重，色深、广泛，有掌跖角化，常伴内脏恶性肿瘤。此外某些综合征或缺乏烟酸等也可致本病，但皮损轻，停药后可消退。

【诊断】依据典型临床表现可诊断本病。中年患者、体型消瘦需注意恶性肿瘤的排查。

【治疗】本病治疗应首先找出病因，积极治疗恶性肿瘤及内分泌疾病，肥胖者减重，停用可疑药物。局部外用维A酸乳膏、氢醌霜及鱼肝油乳膏可有一定作用。

【参考照片】图5-29。

皮肤纤维瘤

皮肤纤维瘤是一种结缔组织增生性疾病。皮损好发于四肢伸侧、臀部。病因不明，部分患者发病前有外伤史，皮损生长缓慢。

【临床表现】本病基本皮损为淡褐色且轻度隆起皮面的结节，直径0.5～2 cm，与表皮粘连。患者无自觉症状，偶有痒痛感。

【诊断】依据好发部位及典型临床表现可诊断本病。组织病理可见真皮浅、中层成纤维细胞和胶原纤维增生而形成肿瘤团块，细胞和胶原相互交错排列。

【治疗】本病一般不需治疗。如有症状可手术切除。

【参考照片】图5-31。

皮脂腺肥大

皮脂腺肥大指成熟的皮脂腺增大所致的一种皮肤病，属良性病变。好发于头面部，病因不明，有推测性激素水平升高可能与本病发生有关。

【临床表现】本病依照发病原因的不同可分为早熟性皮脂腺增生及老年性皮脂腺增生。前者多见于发育期或20～30岁，皮损多位于面部，尤其是下颌部，典型皮损为可簇集成片的黄色丘疹，1～2 mm大小，个别中央有脐凹。后者多见于老年人，好发于额部及颊部，为半球状或分叶状黄色丘疹，直径2～3 mm，质软，皮损中央常见脐凹，个别皮损表面有点状角化。

【诊断】本病诊断依靠典型临床表现及组织病理示增生的皮脂腺小叶分化良好，单组增生的皮脂腺小叶应多于15个。

【治疗】本病一般不需治疗。必要时可用电灼、冷冻或手术切除。

【参考照片】图5-32。

浅表性脂肪瘤痣

浅表性脂肪瘤痣系异位脂肪聚集于真皮内而引起的一种皮肤病。好发于臀部及腰骶部，多发生于出生时或儿童期，也偶见于成人。

【临床表现】本病皮损为正常肤色或淡黄色的丘疹或结节，质地柔软，簇集成片，界限清楚，表面光滑或有皱褶，一般无自觉症状。

【诊断】本病诊断主要靠病理检查，可见真皮浅层胶原束间成群分布成熟脂肪细胞，在真皮深部者可见脂肪细胞围绕较大血管。

【治疗】本病一般不需治疗，必要时可手术切除。

【参考照片】图5-33、8-38。

多发性脂囊瘤

多发性脂囊瘤为一种常染色体显性遗传病。好发于前胸下部，也可侵犯面颊、耳、眼睑、头皮、臂、躯干与大腿等处。偶见于女阴、阴茎、阴囊与腋窝，多于青春期后发病。

【临床表现】本病皮损为米粒至黄豆大小囊性结节，皮色或淡黄色，数个至数百个不等。较大者柔软，较小者橡皮样硬度，从中可挤出油状皮脂样物质，味臭。本病通常无自觉症状，若继发感染可有疼痛。

【诊断】依据典型临床表现及组织病理表现

可诊断本病。本病组织病理可见囊肿位于真皮内，囊壁由数层上皮细胞组成，并有呈城垛样角质内衬，类似皮脂腺导管上皮，并可见皮脂腺小叶附于囊壁或其周边。

【治疗】个别小囊肿可手术切除，较大损害者可切开引流。多发者治疗困难。

【参考照片】图5-34。

匐 行 疹

匐行疹又称幼虫移行疹，系由钩虫、蝇蛆、丝虫及颌口虫的幼虫在人的皮肤中移行掘进所引起的线状损害。好发于手足和小腿。夏季多见，多发生于儿童。可因接触了污染的土壤或水源而感染，也可因食用了未煮熟的含有这些寄生虫幼虫的肉食所致。

【临床表现】本病的原发皮疹为丘疹、丘疱疹或红斑等，系由幼虫钻入皮肤后所引起的非特异性损害。后由于幼虫直线或蜿蜒向前爬行，可在皮肤上形成鲜红色或暗红色线状损害，略高于皮面，一般为一条，少数为多发，幼虫停止前进后可在局部形成硬结。可因搔抓而继发感染、浅表溃疡或湿疹样损害。

【诊断】依据皮疹的典型临床表现即可考虑本病，在皮损中挑出虫体或病理活检发现虫体即可确诊。

【治疗】可采用局部液氮或干冰冷冻、透热疗法等杀死幼虫。皮疹面积不大、范围不广时也可考虑手术切除。还可口服阿苯达唑200 mg，每天2次，连续3天。

【参考照片】图5-35。

丘疹坏死性结核疹

丘疹坏死性结核疹系由结核杆菌侵犯皮肤或其他脏器感染结核杆菌继发的皮损。皮损对称，散发于四肢伸侧和肘、膝等处，偶可发生在外阴部，如龟头。好发于青年，春秋季多见。患者常伴有肺、淋巴结、泌尿道或其他部位结核病灶，其症状和体征不明显。病程迁延，长期不愈。

【临床表现】本病的基本损害为真皮下部坚实结节，黄豆大小、渐突出皮面，呈暗红色，中心坏死，表面结痂，痂下有凹陷性溃疡，数周或数月后可自愈，愈后留有瘢痕。皮疹常反复发生，丘疹、溃疡、结痂、瘢痕同时并存。结核菌素试验强阳性。

【诊断】依据本病好发人群、好发部位、典型临床表现，结合组织病理示结核性肉芽肿可诊断。

【治疗】应首先寻找其他部位结核病灶，进行规范的抗结核治疗。局部可外用庆大霉素软膏。本病有时也能自然痊愈。

【参考照片】图5-36。

疣状皮肤结核

疣状皮肤结核为免疫力良好的个体局部皮肤直接感染结核杆菌所致的慢性皮肤病。常发生于手指、手背、臀部等暴露部位。致病菌多为人型结核分枝杆菌和牛型结核分枝杆菌。病程极端慢性，可数年至数十年不愈。

【临床表现】本病初起的损害为单一的小结节，渐增大成疣状增生的斑块，境界清楚。表面粗糙有灰白色鳞屑或痂皮，可有脓液排出，其中可查出结核菌。皮损向四周扩大，中心可形成萎缩性瘢痕，周围有红晕，呈"三廓现象"。结核菌素试验呈弱阳性。

【诊断】本病依据临床特点，组织病理为结核

【治疗】本病的治疗应早期、足量、规则及联合应用抗结核药物，以保证疗效，防止耐药，疗程至少半年以上。同时加强支持疗法，包括休息、营养支持、增强免疫等。对于早期小的皮损可将其完全切除。

【参考照片】图5-37、5-38、5-39、8-18、9-24、9-25。

鳞　癌

鳞癌即鳞状细胞癌，紫外线、热损伤、X线等物理因素，3，4-苯并芘、砷剂、烟草焦油等化学致癌剂，以及人类乳头瘤病毒HPV16、HPV18、HPV30和HPV33等多种因素与本病的发生有关。

【临床表现】本病不仅可以发生于皮肤，也可发生于黏膜，尤其是皮肤黏膜交界部位。初期为浅表性、硬性的暗红色小结节、斑块、糜烂，向上发展呈菜花状肿物，表面常破溃而高低不平，向下发展为深在性结节、斑块、溃疡，溃疡基底深宽，表面常有恶臭的脓性分泌物。

【诊断】临床怀疑本病时要行组织病理学确诊，并且根据细胞分化程度进行分级。

【治疗】本病有转移的可能性，故必须早期彻底手术切除肿瘤。放疗对部分病例有效。光动力疗法、维A酸、干扰素等也在研究中。

【参考照片】图5-40。

脓　疱　疮

脓疱疮俗称"黄水疮"，是一种常见的化脓性皮肤病。好发于颜面、口周、鼻孔周围及四肢，好发于儿童。主要由凝固酶阳性的金黄色葡萄球菌感染所致，亦可为溶血性链球菌或两者混合感染引起。多继发于痱子、湿疹等，以夏季多见。

【临床表现】原发皮损为成群分布的黄豆大脓疱，脓疱周围有红晕，疱壁薄，易破溃。疱壁破后遗留糜烂面，上有蜜黄色结痂，可互相融合。自觉有不同程度瘙痒，个别病例可引起败血症或肾炎。

【诊断】依据儿童发病、夏秋季多见，好发于暴露部位，皮损为脓疱和蜜黄色脓痂，有接触传染和自身接种的特点不难诊断。必要时可结合细菌学检查。

【治疗】本病治疗首选局部用药。可先用1：2 000小檗碱溶液或1：5 000高锰酸钾溶液清洗患部，然后外用10%鱼石脂软膏、2%莫匹罗星、1%红霉素软膏等。全身症状明显者应及时内用抗生素治疗，必要时根据药敏结果选择药物。

【参考照片】图6-1、6-2、9-12。

毛　囊　炎

毛囊炎是毛囊口或毛囊漏斗部及其周围组织的细菌感染性皮肤病，病原菌多为凝固酶阳性金黄色葡萄球菌，偶可为表皮葡萄球菌、链球菌、假单孢菌属、大肠杆菌等，单发于臀部的毛囊炎常由金黄色葡萄球菌感染引起。

【临床表现】该病好发于儿童的头皮和成人的胡须、腋下、四肢和臀部。表现为毛囊口的圆顶小脓疱，周围有红晕，脓疱干涸或破溃后形成薄的痂皮和脱屑，一般不留瘢痕。金黄色葡萄球菌感染眼睑边缘称为葡萄球菌性睑缘炎，表现为眼睑边缘的脱屑或结痂，常伴有结膜炎。在某些部位毛囊炎的位置较深，累及毛囊周围组织引起化脓性炎症，如发生于面部和上唇的须疮，可以引起胡须松动脱落。

【诊断】可依据以毛囊为中心的炎性丘疹和中央圆顶的小脓疱做出诊断，实验室细菌培养可以明确致病菌。

【治疗】本病以外用药物治疗为主，多发性毛囊炎应进行内用药物治疗。

【参考照片】图6-3、6-4、9-11。

疖 与 疖 病

疖是毛囊深部及其周围组织的化脓性炎症，通常由表浅的毛囊炎发展而来。病原菌多为凝固酶阳性金黄色葡萄球菌，偶可为表皮葡萄球菌、链球菌、假单孢菌属、大肠埃希菌等。是一种常见的细菌感染性皮肤病，疖多为单发，也可以多发，称为疖病。健康人群可以发生，但原来有特应性皮炎、皮肤擦伤、疥疮或阴虱等皮肤病的患者和肥胖、恶液质、中性粒细胞功能缺陷、使用糖皮质激素和免疫抑制剂的患者更容易发生疖与疖病。

【临床表现】好发于毛发部位，尤其是摩擦、隐蔽、出汗部位如颈部、头面部、腋下和臀部。

皮损初起为毛发部位硬性的红色结节，数天后很快扩大、中央化脓变软，有波动感，伴有疼痛。脓肿顶部出现黄白色脓头，脓肿破裂后排出脓液和坏死组织，疼痛逐渐消退，数天至数周后红肿消失而愈合。

【诊断】可依据深在性毛囊性红色硬性结节、脓肿、中央脓头，伴红、肿、热、痛进行诊断，实验室细菌培养可以明确致病菌。

【治疗】早期热敷、理疗、外用鱼石脂软膏和口服抗生素等可阻止疖发展，待有波动感、脓肿形成后，可以切开排脓。

【参考照片】图6-5、6-6、8-41。

单 纯 疱 疹

单纯疱疹是由单纯疱疹病毒（HSV）感染所致的病毒性皮肤病。皮疹以群集的小水疱为特征，易侵犯皮肤黏膜交界处，如口周、鼻腔等处。HSV1常引起口唇部的单纯疱疹，HSV2主要引起生殖器疱疹。本病有自限性，但可复发。

【临床表现】本病典型损害为红斑基础上簇集的粟粒至绿豆大水疱，壁薄，内容物澄清，破溃后结痂，愈后可留有暂时性色素沉着。自觉症状轻微，微痒或灼热感，1～2周可自愈。可分为原发性与复发性两型，其中原发性单纯疱疹是初次感染HSV后出现的皮疹，常较重，可泛发。复发

性单纯疱疹在原发感染后再发热、月经、过度疲劳等诱因下发生，疱疹可反复发作于同一部位。

【诊断】依据典型的临床表现可诊断本病。必要时可结合疱液涂片检查、疱液培养、单克隆抗体技术来帮助确诊。

【治疗】局部治疗可外用抗病毒药物如阿昔洛韦软膏、碘韦滴眼液等。严重感染者，可内服阿昔洛韦、泛昔洛韦等。继发细菌感染者酌情选用抗生素。

【参考照片】图6-7、6-9、10-16。

生 殖 器 疱 疹

生殖器疱疹是由单纯疱疹病毒（HSV），主要为HSV2侵犯生殖器部位皮肤和黏膜引起的炎症性、复发性的性传播疾病。本病好发于男性的阴茎、龟头或肛周，以及女性的阴唇、阴道和宫颈

等处。女性生殖器疱疹与宫颈癌的发生可能有关。本病的复发率为50%～65%。

【临床表现】本病的基本损害为在红斑基础上的群集小水疱，在黏膜表面，水疱易破溃，形成

黄灰色斑片或溃疡，自觉疼痛。初发感染可能出现全身症状，如发热及不适，一般18～21天皮损可消退。复发性HSV感染皮损通常没有初次感染严重，较少出现全身症状，病程也较短，一般2周左右皮损结痂脱落。

【诊断】依据病史、临床表现和实验室检查可做出诊断。

【治疗】生殖器疱疹是一种难以治愈的疾病，治疗除给予抗病毒药物外，应配合心理治疗。根据不同的临床表现，其治疗方案也有所不同。对于原发性生殖器疱疹，阿昔洛韦200 mg口服，1日5次，用7～10日；复发性生殖器疱疹，最好在出现前驱症状或损害出现1日内开始治疗，阿昔洛韦200 mg口服，1日5次，用5日；频繁复发即1年复发6次以上，阿昔洛韦400 mg口服，1日1次，需长期服用。皮损局部应保持清洁和干燥，可外涂1%～5%阿昔洛韦霜或凝胶，若有继发细菌感染，应加用抗生素。

【参考照片】图6-8、6-14、6-15。

静　脉　湖

静脉湖是获得性真皮浅层和中层的静脉扩张，一般无临床症状，常常被人们忽视。静脉湖的病因尚不清楚，可能与慢性日光照射损伤有关。

【临床表现】常发生于老年人，95%为男性。病变主要发生在耳、唇、面部、颈、前臂和手背，其他部位也可发生，位于肛门口比较少见。皮损为局部皮下深蓝色或紫色的圆形、椭圆形小疱，轻度隆起性皮肤。表面光滑，呈圆顶状，质软、易于压缩，大小不等，直径在2～10 mm或更大。一般无自觉症状，轻度创伤可发生明显出血，也可发生溃疡。

【诊断】根据临床特征诊断不困难，通常不需要活检来确定诊断。应与色痣进行鉴别。

【治疗】静脉湖的治疗方法包括电烙术、冷冻、液氮、二氧化碳激光或手术治疗等。

【参考照片】图6-16。

囊　肿

囊肿为皮肤原发的或继发的囊性肿物。可发于全身各处，发于阴茎者少见。

【临床表现】为明显突出的球形或半球形结构，有时也可以在皮下，检查时可以触及。其中可含有液体、半固体或固体。特点是本身有完整的囊壁，触之有囊样或具弹性的感觉。

【诊断】临床触及囊样的球形或半球形肿物，表面皮肤光滑，临床要考虑本病。

【治疗】一般可以手术治疗。

【参考照片】图6-17。

营养不良型大疱性表皮松解症

临床上营养不良型大疱性表皮松解症是一组遗传性疾病，分显性和隐性遗传，后者病变广泛而严重，发育受阻而常致早夭，而前者则相对较轻，所以临床以显性遗传性者更常见。

【诊断】本病的临床特点是皮肤黏膜起大疱。常见于青少年时期，表现为四肢伸侧，尤其是手指、腕、踝、肘、膝等摩擦部位反复张力性大疱、血疱，愈后留有萎缩性瘢痕和粟丘疹，表皮呈皱纹纸样，严重时肢体挛缩，活动受限。黏膜受累常见，表现为口腔、舌、腭、食管及咽喉部黏膜糜烂、瘢痕，一般不严重影响生长发育。指甲也可受累，表现为指甲变形、脱落、瘢痕形成。本病可诱发皮肤癌。

【诊断】诊断依据临床表现和组织病理学，确定疾病的类型需依靠电镜或免疫荧光技术，以明确表皮松解的部位和其他缺陷。

【治疗】以对症处理为主，同时注意保护皮肤、防止外伤。

【参考照片】图6-18、6-19。

家族性良性慢性天疱疮

家族性良性慢性天疱疮又称黑利－黑利病，是一种常染色体显性遗传性皮肤病，70%的患者有家族史，致病基因定位于3q21-22，与编码一种新型钙离子泵的ATP2C1基因的多个突变有关。表现为颈、腋、腹股沟反复出现水疱、糜烂、尼氏征阳性。多在青春期发病，通常无全身症状，慢性经过。无性别和种族的差异。损害的发生与机械性外伤、压力和紫外线照射相关。冬天症状常减轻甚至消失，夏天则趋于加重。皮疹经过数周可自行消退，以后又往往在原处发生。本病病程较长，预后良好，50岁以后病情常减轻，但痊愈者较少见。

【临床表现】好发于颈、项部、腋窝和腹股沟，少见于肛周、乳房下和躯干等部位，病变可局限于上述一两处，也可泛发。少数患者可有黏膜损害，主要累及口腔、喉、食管、外阴及阴道。基本损害为成群小疱或大疱在外观正常皮肤上或红斑上发生。疱液早起清亮，很快浑浊，破裂后留下糜烂面和结痂，中心逐渐愈合，周边又出现新皮疹，而呈环形，也可呈扁平柔软、湿润增殖面，常有瘙痒，并伴有腥臭。发生裂隙时可自觉疼痛。水疱尼氏征阳性，也可为阴性。不典型损害有斑丘疹、角化性丘疹、乳头瘤样增殖。约70%的患者指甲有白色条纹。

【诊断】根据家族史、临床表现结合常规病理检查、免疫病理检查诊断不难。

【治疗】相对困难。系统使用有效的抗金黄色葡萄球菌的抗生素、外用抗生素药物或抗真菌药可得到改善。糖皮质激素外用、内服或者联合使用也有效。严重者可用环孢素、口服维A酸和氨苯砜。皮肤磨削法和CO_2激光气化治疗有效。特别严重者可进行皮肤移植。

【参考照片】图6-20。

疱疹样天疱疮

疱疹样天疱疮又称棘层松解性疱疹样皮炎，是天疱疮的一种亚型，较罕见。皮损好发于胸、腹、背部及四肢近端，多见于中老年人，两性均可受累。预后较天疱疮好，少数病例可转变为寻常型、落叶型或红斑型天疱疮。

【临床表现】本病原发皮损通常表现为环形或多形红斑，有针头至绿豆大水疱，疱壁紧张，尼氏征阴性，偶有大疱及丘疹。伴剧烈瘙痒，可累及黏膜。本病的组织病理为表皮内水疱，海绵形成，核嗜酸性粒细胞浸润。

【诊断】该病的临床特征与疱疹样皮炎相似，组织学和免疫学表现符合天疱疮。

【治疗】疱疹样天疱疮病程为良性，多数患者对砜类药物或皮质类固醇反应良好，泼尼松每日20～60 mg、氨苯砜每日100 mg并用效果较好，轻症患者可单独应用氨苯砜。皮损控制后泼尼松要小剂量维持。

【参考照片】图6-21。

疱疹样皮炎

疱疹样皮炎又名Duhring-Brocq病，属于自身免疫性疾病，多伴发谷胶敏感性肠病。多见于成年人，平均发病年龄男性为40岁，女性为36岁，男女比例为1.44∶1。皮损好发于头皮、项部、腹部、骶尾部、臀部、前臂以及下肢，多对称性分布，常伴有剧烈瘙痒。

【临床表现】皮损多形性，有红斑、风团、丘疹、水疱和大疱。大疱为张力性大疱，呈群集性或环形，中央吸收，四周有水疱，自觉剧烈瘙痒，呈极慢性经过，皮损消退后残有色素沉着。患者伴有谷胶敏感性肠病，可以有小肠绒毛萎缩而吸收不良、腹泻。患者常伴发甲状腺炎。

【诊断】结合皮肤表现为四肢伸侧瘙痒性的丘疱疹或表皮剥脱的丘疹，病理表现为真皮乳头中性粒细胞浸润，真表皮交界处水疱形成应考虑该病。

【治疗】口服氨苯砜或磺胺吡啶有效，口服小剂量糖皮质激素也有效。如果1～2年不进食谷胶饮食，病情亦能得到缓解。

【参考照片】图6-22。

儿童大疱性类天疱疮

儿童大疱性类天疱疮又称青年型类天疱疮，其特点是发生于儿童，5岁前发病者占50%，男性多于女性，偶见于数月的婴儿。

【临床表现】皮疹表现与成人大疱性类天疱疮相似，皮疹分布广泛，常侵犯黏膜，可累及颊、软腭及硬腭黏膜。常伴有灼热感或痒感。病程较疱疹样皮炎短，无吸收不良症状。

【诊断】间接免疫荧光检查基底膜带的IgG循环抗体阳性，滴度为1∶10～1∶640，C_3和IgA抗体阴性。直接免疫荧光检查有基底膜IgG沉积，呈均匀一致型，部分病例同时有IgM和C_3沉积。

【治疗】同"大疱性类天疱疮"。

【参考照片】图6-23。

淋 巴 管 瘤

淋巴管瘤是一种淋巴管良性过度增生性疾病。

【临床表现】根据临床分三型。

1. **单纯型** 为群集性张力性深在水疱，外观似蛙卵状。单个水疱直径1～3mm。内容物似黏液，好发于颈部和上胸部等光滑皮肤。

2. **海绵状型** 呈现为境界不清的皮下肿块，质地软，表面肤色正常，大小不一。好发于头颈、下肢、臀部、口腔及舌黏膜。

3. **囊性型** 多房性、张力性皮下肿块，不能被压缩。主要见于颈部。

【诊断】根据临床特点及好发部位可以初步诊断，组织病理学可以确诊。

【治疗】单纯型可行电灼、激光，囊性或海绵状型多采用手术切除。

【参考照片】图6-24。

变异性红斑角皮病

变异性红斑角皮病又名可变性图形红斑角化症、进行性红斑角皮症。是一种少见常染色体显性遗传病。皮损可发生于任何部位，但多见于四肢伸侧、臀部、腋下、腹股沟和面部，常于出生后立即出现或1岁以内发病，儿童期加重。天气寒冷和情绪异常时病情可加重，夏季症状会有所缓解。本病终身不愈，但一般不影响健康。

【临床表现】皮损一般分两种类型：第一种是对称分布、散在的、形态不规则的红斑，其大小、形状、数量和位置可在数小时或数天内不断变化。第二种为正常皮肤或红斑基础上出现散在的、持久的、境界清楚的地图状红、黄、棕色角化过度斑块。损害通常无自觉症状，偶尔有轻度瘙痒。组织病理无特异性变化，电子显微镜可见表皮角质小体数目明显减少。

【诊断】依据典型临床表现及家族史可诊断本病。

【治疗】本病无特效疗法，口服异维A酸能消除角化过度核游走的红斑，但停药后可复发。外用糖皮质激素和PUVA可有一定效果，抗组胺药对瘙痒性红斑性皮损有效。

【参考照片】图7-1、7-2、7-3。

板层状鱼鳞病

板层状鱼鳞病为常染色体隐性遗传，出生时即发病。因其表皮细胞分裂率明显增加而引起泛发性红皮症，但无水疱。出生后症状很快加重，全身皮肤表面均有鱼鳞病样改变，而且为板层状。

【临床表现】皮肤上鱼鳞状或蛇皮状角化斑片、角质层堆积甚厚，呈明显分割成小的角化厚斑片，融合成大片，中间的龟裂纹较宽而且间隔较大。全身皮肤角化增厚，像裹上盔甲样，而且颜色较黑、较脏。手掌、足跖也为鱼鳞病样改变，如掌跖角化症样，皮肤干燥，不出汗。如果面部鱼鳞病较重会牵拉眼睑而发生眼睑外翻，此征有助于诊断。合并症包括角膜溃疡、血管生成和角膜瘢痕，甚至致盲。

【诊断】出生时火胶棉样膜，呈广泛分布的大片状，碟状厚鳞屑；下肢较大的鳞屑，没有或者轻度的红皮病。通常伴有热不耐受、瘢痕性脱发；眼睑外翻见于面部重症鱼鳞病，有助于诊断。

【治疗】以口服维A酸制剂、外用维A酸制剂效果较好，但尽可能用小剂量、低浓度，以免发生严重脱皮、皮肤干燥、潮红，产生维A酸副作用。外用α-羟基酸、钙泊三醇、他扎罗汀和各种保湿剂有效。

【参考照片】图7-4。

扁平苔藓

扁平苔藓为一种原因不明的慢性炎症性皮肤病。皮疹可散发全身，但以腕屈侧、前臂、股内侧、胫前及腰臀部多见，既侵犯皮肤也可侵犯黏膜，常对称分布。好发于成年人。患者自觉严重瘙痒。目前认为与精神、神经、内分泌、自身免疫、药物等因素有关。本病一般为自限性，自然病程1～2年，有复发倾向。

【临床表现】本病的特征性皮疹为小的、光滑的、有光泽的扁平多角形丘疹，通常为紫红色；典型皮疹表面有纤细的白色条纹，称为Wickham（威克姆）纹。急性期同形反应阳性。还可侵犯口腔、口唇、生殖器黏膜。也常有甲损害，可单独或与其他部位病变同时发生，一般仅累及少数指甲。

【诊断】扁平苔藓皮损形态、颜色、发病部位及损害排列均有特征性，多有瘙痒感，结合组织病理检查诊断不难。

【治疗】本病治疗时首先应协助患者消除精神紧张，消除体内的慢性感染灶，限制烟酒和刺激性食物，避免搔抓等刺激。局部治疗可使用皮质类固醇软膏，对于局限肥厚性皮损可皮损内注射皮质类固醇，对口腔黏膜内糜烂溃疡者，可用含激素的药膜敷贴或气雾剂喷黏膜损害局部。全身治疗主要药物为糖皮质激素，尤其对于急性泛发性扁平苔藓效果较好，对瘙痒患者对症给予抗组胺剂、止痒剂和镇静类药物。

【参考照片】图7-8。

夏季皮炎

夏季皮炎是夏季常见疾病，由长期高温、闷热、潮湿等引起，在高温环境中的女性工作者更常见。

【临床表现】皮损可对称发于躯干和四肢，小腿伸侧更常见，为大片鲜红色斑、斑片，在其基础上见针头至粟米大小的丘疹和丘疱疹。瘙痒明显，常见搔抓引起的血痂、抓痕。病情与气温和湿度相关，气温高和湿度大，则病情加重，瘙痒加剧；天气凉爽后皮损较快消退。

【诊断】根据夏季高温闷热时出现大片红斑基础上的丘疹、丘疱疹，有剧痒，天气转凉后可自然减轻或消退的特点，容易诊断。

【治疗】可外用炉甘石洗剂、薄荷炉甘石洗剂、薄荷乙醇（酒精）溶液或糖皮质激素搽剂等止痒，口服中药清暑凉茶，瘙痒剧烈时口服抗组胺药物。同时保持室内通风散热和皮肤干燥清洁。

【参考照片】图7-14。

神经性皮炎

神经性皮炎又称慢性单纯性苔藓，是一种以阵发性剧痒和皮肤苔藓样变为特征的慢性炎症性皮肤病，慢性经过，反复发作，时轻时重。好发于颈项部、肘膝关节伸侧、骶尾部、眼睑、小腿及前臂伸侧。高发年龄是30～50岁，女性较男性更常见，儿童少见。患者常有精神紧张、焦虑、易怒等精神症状。胃肠道功能紊乱、内分泌异常、日晒、饮酒等均可诱发或使本病加重，搔抓、摩擦又可诱发本病产生苔藓样变。

【临床表现】皮损处先有瘙痒，搔抓后有扁平丘疹，融合成片，呈苔藓样变。为正常皮色或淡红、淡褐色，有时表面有少许鳞屑，皮损边界清楚，可有明显抓痕、血痂等。

【诊断】依据典型的皮肤苔藓样变、好发部位、阵发性剧痒，易于诊断。实验室检查可见血清中IgE及血中嗜酸性粒细胞常增高。

【治疗】本病的治疗应首先注意生活规律，解除精神紧张，避免过度劳累、搔抓、摩擦等刺激。对有精神衰弱、胃肠功能紊乱、感染病灶者予以治疗。可口服抗组胺药和镇静、安定药，对全身泛发者可用普鲁卡因静脉封闭治疗。局部应用糖皮质激素乳膏、多塞平乳膏、辣椒素乳膏及焦油类止痒剂，还可选用泼尼松龙局部封闭。UVB、PUVA和光化学疗法也有效。

【参考照片】图7-15、7-16、10-15。

非特异性慢性皮炎

非特异性慢性皮炎为慢性的局限性皮肤轻微发炎，临床常见，往往找不到病因。组织病理学所见呈慢性炎症的组织学特征，其发病机制不明。

【临床表现】皮肤上有小片局限性的充血性红斑，表面常有细小的糠秕样或酥油饼样成片的皮屑。偶有痒感，无其他不适。可发于四肢、外阴、肛周等。

【诊断】皮肤局限性的充血性红斑，上有少量细小鳞屑，排除其他疾病后诊断为本病。

【治疗】外用适量皮质类固醇激素霜及润肤剂处理。

【参考照片】图7-17。

放射性皮炎

放射性皮炎是由各种类型电离辐射（主要是β射线、γ射线、X线及放射性同位素）照射引起的皮肤黏膜炎症性损害。主要见于接受放射治疗患者或从事放射工作而防护不严格者，由于接受的射线短期内剂量过大或长期累积剂量过多而致皮肤损害。依据病程可分为急性放射性皮炎及慢性放射性皮炎，本病发生的迟早及程度取决于放射线性质、剂量及患者个体差异。

【临床表现】急性放射性皮炎为短期内一次或多次接受大剂量放射线引起，潜伏期一般多日，皮损形态为红斑、水肿、水疱、溃疡等，重者可遗留萎缩性瘢痕、色素沉着及色素脱失。慢性放射性皮炎为长期、反复、小剂量接受放射线而引起，表现为皮肤干燥、萎缩、发硬，毛细血管扩张，色素减退或脱失，毛发脱落，甲少光泽、变脆。可继发基底细胞癌或鳞癌。

【诊断】根据放射线照射史及典型临床表现可以诊断。

【治疗】本病一旦发病，应停止放射线照射，注意保护，避免外界刺激。急性红斑水肿时可用炉甘石洗剂或3%硼酸溶液等湿敷，外用温和无刺激软膏，必要时皮质类固醇激素霜或软膏外涂。慢性期角化过度性损害可用氟尿嘧啶软膏外涂。继发性慢性溃疡可用抗生素软膏、10%鱼肝油软膏等，还可用氦氖激光治疗或手术切除。继发癌变者，应尽早根治。

【参考照片】图7-18。

叠 瓦 癣

叠瓦癣为一种浅部真菌感染，主要发生在热带及亚热带地区，由同心性毛癣菌引起。好发于躯干、四肢及臀部，常由密切接触传染，患者以成年男性较为多见。

【临床表现】初发损害为丘疹，逐步向四周扩大呈环状，其上覆以鳞屑，在损害中央又有新皮疹出现，并再次扩大，如此反复形成多个同心圆形的皮损，似叠瓦状。自觉不同程度瘙痒。慢性病程，不受季节影响。镜检可见真菌成分。

【诊断】本病临床症状典型，即可诊断。必要时可行真菌镜检或真菌培养。

【治疗】本病治疗较为棘手。一般外用水杨酸类药物的同时内服灰黄霉素、氟康唑、伊曲康唑、特比萘芬等，但疗程宜长，至少1个月。局部可外用咪康唑乳膏、联苯苄唑乳膏等抗真菌药物。

【参考照片】图7-19。

鳞状毛囊角化病

鳞状毛囊角化病是一种毛囊角化性鳞屑性疾病。好发于青壮年，皮损多对称分布于腰、腹、臀及股外侧。冬季加重，夏季减轻，一般无自觉症状。目前病因不明。

【临床表现】本病皮损为淡灰色或褐色鳞屑性丘疹，直径约0.5 cm。圆形或椭圆形，中心有与毛囊一致的小黑点，周围为片状薄鳞屑，边缘稍游离，周围绕以色素减退晕。有时鳞屑脱落后，小黑点仍存在。

【诊断】本病依据典型的皮损特点、好发部位等可诊断。组织病理可见表皮角化亢进、毛囊角栓、真皮浅层毛囊周围少许淋巴细胞浸润。

【治疗】本病一般不需治疗。可局部外用0.1%维A酸乳膏、10%尿素霜、5%水杨酸软膏或鱼肝油软膏等。若皮损数目多可内服维生素A、维生素D、维生素E。口服罗红霉素、米诺环素或维胺脂胶囊对本病也有一定作用。小剂量紫外线照射有一定效果。

【参考照片】图7-23、7-24。

冷球蛋白血症性股臀皮肤血管炎

本病主要与寒冷有关，患者伴有冷球蛋白血症或冷纤维蛋白原血症。好发于中年肥胖女性的股外侧和（或）臀部，皮疹多形性，病程较长，反复发作，发生于寒冷季节。

【临床表现】可分为三种类型。①多形红斑型：股外侧上方和臀部出现对称性境界清楚、大小不等、多形性水肿性红斑，中央呈暗红或紫红色，可向周围扩展融合，常合并有网状青斑。自觉瘙痒，偶有触痛。病程较长。②青斑性血管炎型：皮疹单侧或对称分布，青紫、暗紫或青褐色网状斑，表面糜烂、脱屑，中央有萎缩性瘢痕，常伴有网状青斑。手足呈青紫色，可出现雷诺现象。自觉疼痛，病程缓慢。③红斑结节型：皮疹对称分布，主要为暗紫色或红褐色的红斑或小结节，有时可见淡红色豆大斑块，手足皮肤呈青紫色。

【诊断】根据皮疹的好发部位和特点，结合病理，一般可明确诊断。

【治疗】注意保暖，避免寒冷。如合并有原发疾病，应积极治疗。目前尚无满意的疗法，可试用维生素C、糖皮质激素和免疫抑制剂治疗。口服硝苯地平有一定疗效。局部以对症治疗为主。

【参考照片】图7-25。

增殖性天疱疮

增殖性天疱疮为寻常型天疱疮的良性型。皮损多见于免疫力较低的年轻人，好发于口腔、鼻腔、腋下、乳房下、阴唇、龟头、肛门周围等部位。自觉症状不明显，病程呈慢性。

【临床表现】本病基本皮损为壁薄的水疱，尼氏征阴性。水疱破溃后出现糜烂面，后渐出现乳头状肉芽增殖、浆液或脓液渗出，表面覆以厚痂。周围有炎性红晕，损害可群集或融合成片。陈旧皮损表面略干燥，呈乳头瘤样。

【诊断】依据皮损典型临床表现、发病部位、组织病理（可见表皮内由棘层松解所致的表皮内水疱）、免疫病理（直接免疫荧光示棘细胞间IgG、IgA、IgM或C3网状沉积；间接免疫荧光示血清中存在天疱疮抗体）可诊断本病。

【治疗】同寻常型天疱疮。

【参考照片】图7-26。

鲍温病

鲍温病亦称原位鳞状细胞癌，为发生于皮肤或黏膜的表皮内鳞状细胞癌。与长期接触砷剂或日光暴晒有关，也可能与病毒感染有关。此外，遗传和外伤亦可能与本病发生有一定关系。多见于中年以上的人，可发生于身体的任何部位，黏膜亦可受累，单发性。皮损多累及头和颈、四肢和躯干，亦可累及口腔、鼻、咽、女阴和肛门等黏膜。

【临床表现】典型皮损为孤立性、境界清楚的暗红色斑片或斑块，圆形、匐行形或不规则形。大小为数毫米至10余厘米不等，缓慢增大，表面常有鳞屑、结痂和渗出，除去鳞屑和痂可露出暗红色颗粒状或肉芽状湿润面，很少出血或不出血；少数呈多发性，可散在、密集或互相融合，有时亦可呈不规则隆起或结节状，如形成溃疡则提示侵袭性生长。无明显自觉症状，偶有瘙痒或疼痛感。约5%患者可演变为鳞状细胞癌。

【诊断】皮损表面有鳞屑和结痂、边缘清楚、并略高起的暗红色持久性斑片，应考虑本病。主要通过活检发现特异性组织学病变才能确诊。

【治疗】如皮损不大时，应行外科手术切除。一般损害可采用冷冻、电灼、激光和光动力学疗法等治疗。用境界线、X线、镭和钴等放射治疗，则应用肿瘤量。此外，本病并发或以后发生恶性肿瘤的机会较多，故对此类患者确诊后，即应做全身检查，并需长期随访，观察有无其他肿瘤的可能。

【参考照片】图7-30。

乳房外佩吉特病

佩吉特（帕哲）病是一种罕见的上皮内恶性肿瘤，较常见于乳头和其他富于大汗腺的部位，如两性的生殖器、腋窝、眼睑、肛周、外耳道等，分别称为乳房佩吉特病(MPD)和乳房外佩吉特病(EMPD)。病因及发病机制目前尚不清楚，有资料提示长期接触某些化学物质（如煤焦油、润滑油、石棉、沥青及放射性物质）可促使表皮细胞转化为肿瘤细胞。

【临床表现】本病进展缓慢，初期表现为皮肤局限性红斑或丘疹伴瘙痒，逐渐发展为糜烂、溃疡、结痂，表面渗出，经久不愈，皮损面积逐渐增大。多发生于50岁以上老年人，常伴发各种老年性疾病及其他恶性肿瘤，故临床应进行全身检查，尤其要排除邻近脏器的肿瘤。

【诊断】本病的诊断主要靠组织病理学检查。病理特征为表皮棘层明显增厚，增生表皮内可见典型的圆形、空泡状、嗜碱性Paget细胞，核大、淡染、常位于细胞边缘，核分裂相常见。亦有用组织化学染色和免疫组织化学染色来进行鉴别。

【治疗】根治性切除病灶手术是有效的首选方法，切除范围应距离边缘至少2 cm。对于不能完全手术切除者，可以光动力治疗，也有学者采用咪喹莫特霜治疗，取得一定疗效。本病复发率较高，有必要对患者长期随访。

【参考照片】图7-31、8-9、8-10、8-11。

蕈样肉芽肿

蕈样肉芽肿为原发于皮肤T淋巴细胞的恶性肿瘤，又称为皮肤T细胞淋巴瘤。病因不明，有人认为与外表抗原的慢性刺激有关。

【临床表现】

1. 红斑期　又名蕈样前期，皮损呈多形性，有红斑、丘疹、斑片、苔藓样变等。以红色或红褐色斑片最常见，呈椭圆形或不规则形，边界清楚，表面附有鳞屑，伴明显瘙痒，且瘙痒长期持续存在，常规止痒治疗难以缓解。

2. 斑块期　又名浸润期，常由红斑期进展而来。主要为浸润性斑块、结节，表面紧张、光亮、高低不平，红色或褐色，伴淋巴结肿大。

3. 肿瘤期　又称暴发型，为多发性隆起的斑块或结节，如蕈样，时有破溃，也可呈半球状，基底浸润较宽，黄红色或红褐色。

【诊断】本病的诊断主要根据临床特点和组织学特征，具有表皮Pautrier微脓疡及淋巴细胞亲表皮特征。早期的诊断一般需要反复多次做病理检查才能找到特异性的病变。应与斑块型银屑病及深部真菌病鉴别。

【治疗】尚无治愈方法。可局部外用糖皮质激素，氮芥，PUVA、UVB，全身皮肤电子束照射和浅层X线照射治疗。系统治疗包括化学治疗、生物反应调节剂等的治疗。

【参考照片】图7-35。

软纤维瘤

软纤维瘤又名皮赘、纤维上皮性息肉、软瘊，是一种有蒂的良性肿瘤，常见于中年或老年，尤以围绝经期后妇女多见，也可见于妊娠期。好发于颈、腋窝、腹股沟皱褶处。临床上可分为单发与多发两型。

【临床表现】①单发袋状型：好发于躯干下部，为单个口袋状肿物，根部较细成蒂状，触之柔软无弹性，正常皮色或淡褐色，偶因蒂扭转而疼痛，也可发生炎症与坏死。②多发丝状型：好发于颈部或腋窝，为针头至绿豆大的柔软丝状皮肤突起，呈正常皮色或淡褐色。两型均发展缓慢，无自觉症状。

【诊断】根据典型临床表现及组织病理学检查诊断不难。

【治疗】电凝破坏基底部即可，对丝状损害可用液态酚或三氯醋酸，较大者可行手术切除。

【参考照片】图8-19、8-20。

肛　　瘘

肛瘘是肛管（很少是直肠）与肛周皮肤相通的感染性通道。常常是肛管直肠周围脓肿的后遗症。肛瘘由其外口、瘘管及内口三部分组成，常分为单纯性肛瘘（即一外口、一条瘘管及一个内口者）和复杂性肛瘘（即多个外口、多个瘘管分支或多个内口者）。

【临床表现】多数患者有肛管直肠脓肿，曾自行破溃或切开，时好时坏。外口经常有分泌物，引起肛周瘙痒，少数伴肛口湿疹。体检可见肛门外口被挤压有分泌物，从外口到肛门可扪及条索状物。

【诊断】根据临床可见及肛门触诊检查、探针检查或注射碘油造影可以了解内口的位置。

【治疗】切开或切除术适用于单纯性低位肛瘘；切除加挂线疗法可用于高位及复杂性肛瘘。

【参考照片】图8-21。

肛乳头肥大

肛乳头肥大又称肛乳头瘤和乳头状纤维瘤，为肛门常见的一种良性肿瘤。多数学者认为是一种慢性炎症性增生性疾病，但长期存在有恶变的趋势。临床上随着肛乳头逐渐增大，有时可随排便而突出肛外，若反复多次突出刺激肛管可致局部分泌物增多，有时大便带血，有排便不尽的感觉和肛门瘙痒。

【临床表现】①肛门不适：起初肛门有坠胀感，肛痒不适；炎症重时更明显，且有频欲大便的感觉。②肛乳头突出：可随排便时突出，初可自动回缩，后来可能需要用手回纳，或者长期突出肛外。③大便带血，出血疼痛。④偶会发生嵌顿、水肿、疼痛，甚至大小便困难。

【诊断】肛检见突出肿物、齿状线充血水肿。肛门镜检查：齿状线见有白色肿物，有蒂和无蒂，表面为皮肤组织。需与直肠息肉、肛裂鉴别。

【治疗】可予电灼术、切除术、（有蒂者）结扎术，以及中医益气固脱治疗。

【参考照片】图8-22。

痔　　疮

痔疮为最常见的肛门良性疾病。可发生于任何部位，并且随年龄增长发病率逐渐升高。依照受累部位的不同分为内痔、外痔及混合痔。长期饮酒、久坐、便秘等都可诱发痔疮。

【临床表现】本病早期无原发皮损，间歇性便后鲜血为常见症状。随病情进展可在肛周看到椭圆形肿物，为暗紫色或紫红色，表面水肿，出现嵌顿时有压痛。皮损表面可有分泌物，破溃后易合并感染。

【诊断】依据典型临床表现可诊断本病。需注意与直肠脱垂及直肠息肉鉴别，肛门镜检查可确诊。

【治疗】本病以保守治疗为主，对无症状性痔无需治疗。有痔块脱出时可采用局部注射硬化剂、红外线凝固疗法及胶圈套扎法。若上述治疗失败，患者症状明显时，可采用手术治疗。

【参考照片】图8-25、8-26、8-27、8-28。

纤 维 瘤

纤维瘤为来源于纤维结缔组织的良性肿瘤，多发生于皮下或皮下纤维组织，可单发或多发，生长缓慢。多见于躯干、上臂近端，外阴也可受累。临床可分为黄色纤维瘤、隆突性皮纤维肉瘤及带状纤维瘤。

【临床表现】黄色纤维瘤位于真皮层及皮下，常由不明的外伤或瘙痒后小丘疹发展所致。基本皮损为皮下的肿块，质硬，直径一般在1 cm之内，呈深咖啡色，边界不清，呈浸润生长。隆突性皮纤维肉瘤位于真皮层，多见于躯干。基本皮损为类似菲薄的瘢痕疙瘩样突出皮面的肿块，周围皮肤光滑，本病低度恶性。带状纤维瘤位于腹壁，为腹肌外伤后或产后修复性纤维瘤。

【诊断】依据典型临床表现及组织病理可诊断本病。本病病理可见肿瘤细胞由纤维母细胞和纤维细胞组成，间质胶原纤维丰富。

【治疗】手术切除为本病的主要治疗方法。其中隆突性皮纤维肉瘤切除后局部易复发，应予及时、扩大切除。

【参考照片】图8-29。

直肠脱垂（脱肛）

直肠脱垂为直肠壁部分或全层向下移位。其中仅直肠黏膜下移称不完全脱垂；直肠壁全层下移称完全脱垂。下移的直肠壁在肛管直肠腔内称为内脱垂，下移到肛门外为外脱垂。好发于幼儿发育不良、营养不良及年老衰弱者。该病目前病因不明，便秘、腹泻、慢性咳嗽、手术、外伤等可为本病诱因。

【临床表现】本病无原发皮损，随脱垂加重后可有不同程度肛门失禁伴黏液流出，致继发性肛周瘙痒、湿疹。

【诊断】嘱患者下蹲后用力屏气，有直肠脱出即可诊断本病。肠镜检查及直肠指诊可辅助诊断本病。

【治疗】本病主要为针对原发病治疗，消除脱垂的诱发因素，必要时手术治疗脱垂。继发性皮损依照病情局部外用干燥、杀菌、止痒剂。

【参考照片】图8-30。

腹股沟肉芽肿

腹股沟肉芽肿又称传染性肉芽肿、杜诺凡病等，是由肉芽肿荚膜杆菌引起的一种主要通过性行为传播的腹股沟肉芽肿性疾病。通常可累及生殖器、肛周和腹股沟，也可出现口腔和胃肠道损害，严重者可播散全身。本病好发于20～40岁男同性恋者，常合并HIV感染等其他性传播感染性疾病。

【临床表现】本病潜伏期为1～3个月。典型皮损为肛周生殖器部位的结节、溃疡、斑块，呈牛肉红样外观，质软，触之易出血。发生于腹股沟的结节样损害常被认为是淋巴结，称为假横痃。多无自觉症状。病理检查可见巨噬细胞内杆菌，即杜诺凡小体。

【诊断】依靠病史、典型临床症状、假横痃、组织病理见杜诺凡小体及培养见肉芽肿荚膜杆菌可诊断本病。

【治疗】本病以抗生素治疗为主，推荐多西环素，其他可选药物有阿奇霉素、环丙沙星、红霉素等。疗程至少3周，直至治愈。损害愈合后毁形的生殖器肿胀需要外科手术矫正。

【参考照片】图8-31、8-32。

地方性梅毒

地方性梅毒又名贝杰，是一种由苍白螺旋体感染引起的非性病性梅毒。本病可累及皮肤、口腔黏膜和骨骼系统，主要发生于儿童，可通过皮肤接触、接吻及使用被污染的水容器而传播。

【临床表现】本病可出现类似后天梅毒的黏膜损害、扁平湿疣、骨损害、树胶肿，但罕见初期下疳。通常表现为二期后天梅毒样损害，在口唇、口角、舌、咽峡等部位发生黏膜斑，外阴、肛周及皮肤皱褶部位出现湿性丘疹或扁平湿疣。本期可见大量苍白螺旋体，梅毒血清学反应阳性，可有全身淋巴结肿大。三期损害发生较晚，包括皮肤、鼻咽及骨部的树胶肿。

【诊断】依据患者病史特点、临床表现及梅毒血清试验可确诊本病，但应与性病梅毒相鉴别。

【治疗】本病治疗以抗生素为主，首选青霉素。对接触者可予苄星青霉素60万U，密切随访。

【参考照片】图8-33。

黄 瘤 病

黄瘤系指含脂质的组织细胞，即泡沫细胞（又称黄瘤细胞），聚集在真皮、皮下组织和跟腱中而形成的一种棕黄色或橘黄色皮肤肿瘤样病变。有时可伴有高脂蛋白血症，也可侵犯内脏器官。

【临床表现】本病依据皮损累及部位不同分为不同类型：①结节性黄瘤好发于四肢大关节伸面，皮损为大小不等黄色结节，质硬，可融合成斑块。②腱黄瘤好发于肌腱上，尤其跟腱多见，皮损为丘疹、结节或斑块。③发疹性黄瘤皮疹可泛发全身，以臂、臀、腹股沟部及口腔黏膜多见。皮损为黄色或棕黄色米粒大小丘疹，周围绕红晕，多成批出现。可有剧痒或无症状。④扁平黄瘤好发于颈部、躯干及肩部，也可累及股内侧，黏膜不受累。皮损为淡黄色扁平隆起性斑块。⑤掌黄瘤好发于掌跖和指屈曲皱褶处，呈弧状分布。皮损为结节、斑块。⑥睑黄瘤好发于上眼睑、内眦部。皮损为对称分布的扁平黄色丘疹、斑片，境界清楚。

【诊断】依据各型皮损的颜色、形状、大小及分布可诊断本病。组织病理学见大量泡沫细胞有助于确诊。

【治疗】部分伴高脂血症者血脂降低后皮疹可消退。局部可采用冷冻、激光、电凝、外科手术切除等治疗。

【参考照片】图8-34、8-35、8-36、8-37。

先天性色素痣

先天性色素痣为出生时即有，不遗传。各处均可发生，大小差异大，小至几毫米，大至覆盖整个头皮、肩部、全背部或一侧肢体。损害直径在10 cm内或小于患者手掌大小的称先天性小痣，超过10 cm的称为先天性巨痣。

【临床表现】①先天性巨痣：临床少见，好发于头、面、背、腰部或一侧肢体，形如帽、靴、肩垫、袜套状或短裤状，常呈褐色、棕黑色或黑色，界限清楚，柔软而有浸润感，表面不平。常有粗黑的毛，如兽皮状，故又称巨大毛痣或兽皮痣。皮损随患儿年龄增长而缓慢长大、增厚，可有乳头状突起或脑回状皱褶，外围常发生散在的、小的星状样损害。②先天性小痣：发病率较先天性巨痣高，无特定好发部位。皮损为淡褐色至褐黑色不规则斑片，或为略高起的扁平斑块，界限清楚，表面可增生不平或长出黑毛。

【诊断】结合临床表现及组织病理不难诊断。

【治疗】部分患者可发生恶性黑色素瘤，故应尽早手术切除，并应定期随访。

【参考照片】图8-39、10-5、10-6。

嗜酸性蜂窝织炎

嗜酸性蜂窝织炎是一种少见的嗜酸性细胞增多性疾病，又称 Wells 综合征。可能与组织中嗜酸性粒细胞介导的炎症反应有关，也可能与日光照射、虫咬、真菌感染、寄生虫和药物（如青霉素）等有关。

【临床表现】本病好发女性，发病年龄平均35岁左右，儿童少见。临床症状类似急性蜂窝织炎，大多突然发生，呈大片红斑、水肿，可为单发性或多发性，常伴有痒或灼热感，严重时可有疼痛及水疱，皮损逐渐变为无痛性硬性浸润性斑块，边缘为玫瑰红色或紫色。本病可自然消退，但常复发。外周血象和骨髓中为嗜酸性粒细胞增多。典型的组织病理学可见组织细胞和嗜酸性粒细胞组成的弥漫性肉芽肿性浸润，呈"火焰样图像"。

【诊断】根据临床症状及病理特点诊断，组织病理学上的"火焰样图像"是本病的特异性改变，具有诊断意义。

【治疗】外用糖皮质类固醇激素有效，也可以 CO_2 激光或手术去除肉芽肿。

【参考照片】图8-40。

婴儿臀部肉芽肿

婴儿臀部肉芽肿病因尚不明，但患儿有长期外用含氟皮质类固醇激素治疗尿布疹的历史，停止治疗后皮损可逐渐缓慢消退，因此被认为是一种"氟素皮疹"。

【临床表现】尿布部位圆形或椭圆形的小结节，淡红或棕红，表面光滑，隆起皮肤，直径数毫米至数厘米，常为多发性。一般无自觉症状。

【诊断】根据尿布部位长期外用含氟皮质类固醇激素的病史、多形性的小结节和慢性炎症性肉芽肿的病理改变，诊断一般不困难。

【治疗】勤换尿布，保持局部干燥，避免患部外用含氟皮质激素，皮损可逐渐自行消退。有念珠菌感染者，局部给予抗真菌药物。

【参考照片】图8-42、8-43。

浆细胞性肉芽肿

浆细胞性肉芽肿是良性、炎症性肉芽肿病变。目前病因未明，好发于口唇、口腔黏膜、外阴和龟头等部位。该病预后良好，但可能复发。

【临床表现】为边界清楚的暗红色浸润性斑块，有光泽，可有糜烂，易出血。病理表现为浆细胞浸润的炎性肉芽肿性改变。

【诊断】依据临床表现与病理特征可以诊断本病，要与浆细胞瘤鉴别。

【治疗】保持局部清洁、干燥，外用皮质类固醇糊剂、油剂或乳膏，如有糜烂渗出，外用高锰酸钾或依沙吖啶（利凡诺）溶液湿敷。也可物理治疗或手术切除。继发感染者可使用抗生素；如有念珠菌感染，则外用抗真菌药物。

【参考照片】图8-44。

恶性黑色素瘤

恶性黑色素瘤是黑色素细胞的恶性肿瘤，恶性程度甚高，易发生血行及淋巴转移，预后不良。发病可能与种族、局部外伤、刺激及紫外线照射等因素有关。

【临床表现】一般来讲，黑色素瘤的症状与发病年龄相关，年轻患者一般表现为瘙痒、皮损的颜色变化和界限扩大，老年患者一般表现为皮损出现溃疡，通常提示预后不良。生殖器恶黑多见于女性，男性龟头少见。初起常为不规则浸润、色斑或斑块，直径一般在2cm左右，黄褐色或黑褐色，色调不均匀。常在1～2年内出现浸润，产生结节、溃疡、出血和瘙痒等。

皮肤恶性黑色素瘤的皮损表现与解剖部位及肿瘤的生长方式相关，即与组织学类型相关。目前黑色素瘤的临床组织学分型采用 Clark 分型，包括四型：恶性雀斑痣样黑色素瘤（LMM）、浅表扩散性黑色素瘤、肢端雀斑样黑色素瘤（黏膜黑色素瘤）、结节性黑色素瘤（NM）。

【诊断】对于可疑皮损可采用ABCDE标准进行判断。A（asymmey）代表不对称，B（border-irregularity）代表边界不规则，C（colorvariegation）代表色彩多样化，D（diameter>6 mm）代表直径>6 mm，E（elevation、evolving）代表皮损隆起、进展。如果皮损符合ABCDE标准，高度怀疑恶性黑色素瘤，需要取活检进行组织病理学检查进一步确诊。但是有些亚型如结节性黑色素瘤的皮损不能用ABCDE标准来判断，依据病理可以明确诊断。

【治疗】应早期手术切除。晚期若发生转移，治疗多不理想，可采用化疗、放疗及免疫治疗等方案。

【参考照片】图8-45。

毛囊闭锁三联征

毛囊闭锁三联征系多数聚集的毛囊炎及毛囊周围炎在深部融合后相互贯穿形成的脓肿。主要位于头部，尤其顶、枕部多见，也可见于后背、臀部等。常发生于成年男性。本病可能为机体对金黄色葡萄球菌或表皮白色葡萄球菌感染后引起的一种特异免疫反应。

【临床表现】本病初起为毛囊和毛囊周围炎，渐增大成半球形结节，结节软化后形成脓肿。可破溃或相互贯通，形成筛状溢脓肿块。呈慢性过程，愈后留有瘢痕，瘢痕间有相互沟通的窦道。病损处毛发脱落，呈不可逆性。

【诊断】依据典型的临床表现及病损处瘢痕性毛发脱落可诊断本病。

【治疗】本病治疗困难。局部用药以消炎、抗菌、排脓为原则，可早期应用10%鱼石脂软膏。还可皮损内局部注射曲安西龙或泼尼松混悬液，每周1次。已有波动感脓肿应及时切开排脓。依据脓培养和药物敏感性试验结果选用合适抗生素内服。还可试用利福平和异烟肼（雷米封）治疗。紫外线、红外线照射也有一定疗效。

【参考照片】图8-46。

结节性发热性非化脓性脂膜炎

结节性发热性非化脓性脂膜炎又称韦伯-克里斯琴二氏病，是原发性小叶性脂膜炎，病因不清。患者以女性居多。组织病理学检查主要为小叶内脂肪细胞变性、坏死，多数组织细胞及少量淋巴细胞、浆细胞浸润，后期皮下脂肪内发生广泛纤维化。本病一般无内脏损伤，预后良好。

【临床表现】为反复发作的皮下结节，直径为2～3 cm，表面红，有压痛，下肢、臀部多见，也可见躯干。结节经数周或数月后逐渐消退，但不时又有新结节单个或成批出现。成批出现时常伴有不同程度的发热、全身乏力、食欲不振及关节酸痛。

【诊断】压痛性反复发作的皮下结节，成批出现时常伴有不同程度的发热，组织学显示小叶性脂膜炎，可以确诊。本病应与结节性红斑和硬红斑相鉴别。

【治疗】本病尚无特效疗法，可系统应用水杨酸盐类、吲哚美辛（消炎痛）、皮质类固醇激素及抗生素等，注意休息。

【参考照片】图8-47。

外 伤 溃 疡

外伤溃疡多为无意之间的微小损伤或自残的精神障碍者自我残损。

【临床表现】损害因所用力量及方式不同而有不同形状，如表浅擦烂、线状损伤、撕裂伤等。通常外伤皮损的边界如刻划，十分清楚，周围正常；继发感染形成溃疡，中心可有脓痂，但周围黏膜炎症不明显，常组成锐角分界。

【诊断】根据外伤后形成的不同形状的裂伤、糜烂和溃疡等，即可做出诊断。

【治疗】形成溃疡者按一般感染处理。

【参考照片】图9-1。

褥 疮

褥疮是指患者身体局部长期受压而影响血循环，组织发生营养缺失而引起的组织坏死。年老体弱、长期卧床、营养不良、严重创伤或感染、截瘫等为诱因。

【临床表现】好发于骨突部位（骶骨、坐骨结节、外踝等），受压皮肤最初苍白、灰白或青红色，境界清楚，中心颜色较深，迅速发展，表面可有水疱，破后形成溃疡。如不及时治疗，溃疡可深入肌肉、骨、关节，表面形成坏死。局部造成继发感染又可引起败血症。

【诊断】依据全身情况不良，受压部位皮肤红、压痛，随后起水疱、破溃，最终形成无痛性溃疡则可诊断。

【治疗】局部创面清洁、换药，适当应用抗生素，重者微创植皮。

【参考照片】图9-2、9-3、9-4。

坏疽性脓皮病

坏疽性脓皮病是一种少见的非感染性嗜中性皮病，皮肤有复发性疼痛坏死性溃疡。病因不明，常由外伤后感染诱发。坏疽性脓皮病是一种全球分布的疾病，可发生于任何年龄，但常好发于20～50岁的女性。50%患者合并有潜在的系统性疾病，最常见的为炎症性疾病、关节炎或骨髓增生性疾病。

【临床表现】典型的临床表现为溃疡，初起常为一疼痛的丘脓疱疹，周围有红色或紫色硬斑，也可为红色结节，或基底为紫色的大疱。最终坏死，形成中央浅的或深在性溃疡。当溃疡充分发展时，基底为脓性，边缘不规则、潜行性，呈青铜色，向周围远心性扩展。好发于下肢，尤其是胫前，但也可发生于身体的任何部位，包括黏膜和腔口部分。其他包括有大疱型、脓疱型、浅表肉芽肿（增殖型）。

【诊断】坏疽性脓皮病因实验室检查和组织病理学表现无特异性，为排除性诊断。根据炎症性丘疹、脓疱、潜行性溃疡，有剧烈疼痛，特定的发病部位、年龄及全身症状等临床特点，可以诊断。

【治疗】关键在于缓解炎症反应过程以促进溃疡愈合，缓解疼痛，控制潜在的并发症。应根据疾病严重程度、分型及相伴随的原发性疾病进行治疗。标准治疗方法为局部应用皮质激素、局部联合系统应用皮质激素，伴或不伴其他辅助治疗。全身足量应用皮质激素是本病目前最有效的治疗方法。对于伴发严重的溃疡性结肠炎时，最好行结肠全切术。局部外用治疗用于轻症患者或作为辅助治疗。

【参考照片】图9-5、9-6。

克 罗 恩 病

克罗恩病（Crohn's disease，曾称克隆病）为一种原因不明的肠道溃疡性肉芽肿性炎症性疾病。22%～44%的患者会出现皮肤病变。

【临床表现】最常见的皮肤损害为肛周区域的溃疡，有水肿样或息肉样损害，有瘘管和脓肿形成，其他可伴有较少见的皮肤病，包括坏疽性脓皮病、皮肤结节性动脉外膜炎、获得性大疱性表皮松解症和多形红斑。晚期克罗恩病尚可见吸收不良性皮肤病变。

【诊断】依据病史及临床表现可做出诊断。

【治疗】本病可自行消退。发作期可试服或注射皮质类固醇激素，服用硫唑嘌呤及甲硝唑也有效。

【参考照片】图9-8。

化合物灼伤

化合物灼伤发病原因明显，化学药品导致的灼伤占所有灼伤的2%～11%，多发于患者自行外擦某种化学制剂或有腐蚀性而致糜烂性缺损。后期创面愈合，形成不规则瘢痕，与周围皮肤分界明显。

【临床表现】灼伤的临床表现取决于灼伤的深度。浅度灼伤仅累及表皮，红斑、疼痛，数天后脱皮愈合；二度灼伤累及真皮乳头层，红斑、水疱、非常疼痛，2～3周愈合，一般不留瘢痕；深二度灼伤累及真皮网状层，皮肤颜色呈黄色或白色，可有水疱，感觉有压迫感和不适感，3～8周才能愈合，留有瘢痕；三度灼伤，贯穿整个真皮层，皮肤僵硬并呈白（棕）色，愈合时间长达数月且不能完全愈合，留有瘢痕、挛缩；四度灼伤穿透所有皮层，并进入皮下脂肪、肌肉和骨骼，黑色，有焦痂，完全无感觉，严重功能损害，甚至死亡。

【诊断】根据明确的化学物接触史、接触部位皮肤损害可以诊断，进一步根据损伤的深度进行分类。

【治疗】早期及时冷疗（在灼伤30分钟之内）可以减少灼伤深度和疼痛，使用凉水10～25℃而不是冰水，因为后者可导致进一步损伤。用肥皂水清洗，冲洗表面滞留的化学物，清除坏死的组织并进行敷料包扎以保护创面。口服抗组胺药物、止痛片等对症治疗。对那些有大面积灼伤（>60%）的患者，系统应用抗生素防治感染。严重者手术清除焦痂或截肢。

【参考照片】图9-9。

臁 疮

臁疮又称深脓疱疮，因其炎症较深，形成坏死与溃疡，愈后残留瘢痕。其病原多为B型溶血性链球菌，少数为金黄色葡萄球菌或混合感染。

【临床表现】初发为高粱到绿豆大小的水疱或脓疱，基底有炎性浸润。以后炎症不断扩大，向深处发展，中心坏死，形成黑色、污秽痂皮。其痂可呈蛎壳状，按压时则有脓液从周边溢出，此痂不易剥离，剥离后出现边缘清楚的圆形深溃疡，边缘陡峭，基底稍硬，附有淡绿色分泌物。溃疡一般2～4周结痂而愈。皮损多数好发于下肢及臀部，发于龟头者少见。

【诊断】下肢或臀部深在性的脓疱、厚痂，去除痂皮后露出圆形深溃疡，要考虑到本病。

【治疗】应服用有效抗生素，外用抗生素乳膏及中药去腐生肌药膏，同时增强机体抵抗力和增加营养。

【参考照片】图9-13。

慢性脓肿性穿掘性脓皮病

慢性脓肿性穿掘性脓皮病系由化脓性球菌感染所引起的一种皮肤病。多见于成年男性，皮损好发于臀部。病程呈慢性经过。

【临床表现】本病皮损为大小不等的硬性结节、脓肿及瘘管，在深部互相交通，可形成肥厚性瘢痕。

【诊断】依据典型的临床表现及发病部位可诊断本病。

【治疗】本病以抗感染治疗为主。依据脓液培养及药敏结果选用合适抗生素。可手术排脓或切除窦道。瘢痕形成者可局部注射糖皮质激素，同时联合应用异维A酸。

【参考照片】图9-14、9-15。

变应性血管炎

变应性血管炎被认为是由多种致病因素（如病毒、细菌、异体蛋白、药物或化学药物等）在体内产生的免疫化合物，作用于真皮毛细血管及小血管，产生白细胞破碎性血管炎所致。严重时可累及内脏血管，产生系统性症状。

【临床表现】有多形性皮疹，如红斑、丘疹、风团、紫癜、小结节及溃疡等。典型损害为血性的斑丘疹。部分患者皮损愈合后留有色素沉着和瘢痕。好发部位为双小腿，亦可累及全身皮肤、黏膜和内脏。轻者可无全身症状，局部可伴瘙痒、灼热感，较重则伴发热、小腿肿胀、关节疼痛及内脏损害症状。本病病程一般为2～4周，可自行缓解，但易反复发作。

【诊断】实验室检查可有血沉加快、总补体及C_3降低、贫血、白细胞上升、嗜酸性粒细胞增多及肾脏损害的表现。组织病理学常见真皮全层、皮下组织毛细血管及小血管纤维素沉积、嗜中性粒细胞浸润、核尘和红细胞外渗。

应结合皮损、实验室检查及组织病理变化做出诊断。

【治疗】首先应去除病因，避免过敏药物及食物，治疗感染灶，适当休息。系统用药可选用氨苯砜、泼尼松、氯喹、雷公藤片及吲哚美辛等，如有感染加用抗生素。外用药物对症处理。

【参考照片】图9-17。

聚合性痤疮

聚合性痤疮是痤疮中最严重的一型。痤疮是皮肤病中常见的病，好发于青春期男女，是毛囊皮脂腺的慢性炎症。青春期过后，往往自行痊愈或减轻。

【临床表现】临床上本病包括痤疮多类型损害，其中有多头粉刺、丘疹、脓疱、脓肿、囊肿及破溃流脓的瘘管。化脓是本病的特征，愈后常形成显著瘢痕或瘢痕疙瘩，影响美观。除面部外，皮损也发生在背部下方、臀部及股部。

【诊断】青年男女，在面部、颈部、胸背、臀部等出现对称分布的粉刺、丘疹、脓疱、囊肿及瘢痕等临床表现时诊断不难。

【治疗】往往需要口服异维A酸治疗，剂量为每日1～2mg/kg，连用3～5个月，若损害不消退，可在停药2个月后进行第2个疗程。也可短期应用抗生素、螺内酯等抗雄激素药物。

【参考照片】图9-18、10-17、10-18。

性病性淋巴肉芽肿

性病性淋巴肉芽肿又称腹股沟淋巴肉芽肿，为沙眼衣原体感染所致的一种疾病，主要通过性接触传播。好发于25岁左右的青年人，男性多见。皮损多位于生殖器部位、肛门、腹股沟等处。呈亚急性病程，热带和亚热带地区常见。

【临床表现】本病潜伏期平均3周左右，依照临床发展过程可分为早、中、晚三期。早期典型皮损为直径2～3mm的小疱疹或浅表糜烂、溃疡，单发或多发，称为初疮。常无明显自觉症状，数日自愈，不留瘢痕。中期可见肿大的腹股沟淋巴结，单侧及双侧均可受累。皮肤表面呈青紫色或紫红色，有典型的"槽形征"。肿大的淋巴结可化脓、破溃，愈后留有瘢痕。本期还可伴发全身症状如发热、头痛、乏力等。晚期多发生于发病1～2年后或更晚，典型皮损为生殖器象皮肿，表面可有疣状增殖或息肉。本期还可发生直肠阴道瘘或直肠尿道瘘，组织破坏、溃疡，形成瘢痕，甚至继发癌变。

【诊断】本病确诊依赖病史、体征、症状、病原体分离及血清学检查。补体结合试验的滴度1：64及以上时有诊断意义，微量免疫荧光法滴度>1：512时有诊断意义，沙眼衣原体细胞培养具有确诊意义。

【治疗】本病急性感染期需抗生素治疗，常用药物为四环素、多西环素、米诺环素或红霉素等，治疗时注意随访抗体滴度，一般4次／年。性伴需同治。淋巴结未化脓时可行冷湿敷或理疗；化脓时可用注射器抽脓，禁切开排脓。可手术治疗直肠狭窄及象皮肿。

【参考照片】图9-23。

炎症后色素沉着

炎症后色素沉着是指发生于某种炎症性皮肤病后，余下的色素沉着。发病主要是因为炎症时，皮肤黏膜中的部分硫氢基丢失，使其抑制酪氨酸转变为黑色素的能力降低，而致黑色素生成相对增加的缘故。

【临床表现】为局部接触性皮炎或某种炎症性皮肤病（如扁平苔藓、虫咬皮炎、固定药疹）之后，产生大小不等、图形各异的淡棕黑、褐黑色斑片。其周围皮肤正常，无其他皮损发生，无自觉症状。

【诊断】依据炎症性皮肤病后出现的淡棕黑、褐黑色斑片，无自觉症状，临床诊断不难。

【治疗】通常不用处理。

【参考照片】图10-1、10-2、10-10、10-11、10-12、10-13、10-14、10-15、10-16、10-17。

白　癜　风

白癜风是由皮肤局部黑色素细胞减少或缺乏所致。病因不清楚，有多种学说，多数认为与自身免疫、遗传、神经调节等因素有关。患者可伴发自身免疫性疾病，血清中可检出自身抗体。此外，神经化学因素、血清铜离子降低及遗传因素都被认为与本病的发生相关。

【临床表现】青壮年多见，皮损特点为局限的、无症状的色素脱失斑，大小不等，形态不一，境界清楚。其周围皮肤色素可加深，但不伴任何局部症状。白斑分布呈多样性，可对称分布，亦可单侧沿某一皮神经分布，可较局限，也可泛发。病程慢性，部分皮损可自愈。

【诊断】依据境界清楚的局限性乳白色无症状斑片，临床诊断不难。组织病理示基底层内黑素细胞减少或消失。

【治疗】方法很多，但均欠满意。可试用皮质类固醇激素霜、氮芥乙醇（酒精）、蒽林或8-MOP搽剂。口服8-MOP加光化疗法、低剂量的泼尼松（强的松）及中药配方可能有效。负压吸疱等黑色素细胞移植法效果较好。

【参考照片】图10-3。

炎症性线状表皮痣

炎症性线状表皮痣为一种显性遗传性角化增生性表皮良性肿瘤，与表皮细胞发育过度而导致表皮局限性发育异常有关。是表皮痣的一种类型，常表现为慢性瘙痒性的红斑、角化性丘疹。

【临床表现】常于出生后或婴幼儿期即开始发病，也可发生于4～50岁时。好发于下肢，通常单侧分布，初期为较小的红斑、角化性丘疹伴瘙痒，逐渐扩大，形成线状排列。通常发至一定程度为止，不治疗终身不退。

【诊断】根据早年发病的线状排列的红斑、角化性丘疹，即可考虑本病，组织病理学可确诊。需与线状银屑病、其他表皮痣相鉴别。

【治疗】目前尚无理想治疗方法，可分次用CO_2激光或液氮冷冻治疗处理。脉冲染料激光也可用于本病的治疗。

【参考照片】图10-4。

雀 斑 样 痣

雀斑样痣是指皮肤或黏膜上的褐色或黑色斑点，又称黑子，我国古代医术称为黑子或黑子痣。病因尚不明确，可能与遗传有关。临床上较为常见。自婴儿至成年人各时期均可发生，皮疹持续存在，不会自行消退。

【临床表现】皮损可累及皮肤的任何部位，皮肤黏膜交界处或眼结合膜均可发生，为颜色一致的褐色或黑褐色斑点，米粒至豌豆大（直径常不超过5 mm），边界清楚，表面光滑或伴有轻微脱屑，散发、单发或多发，但不融合，可局限于某一部位，亦可泛发于全身。日晒后颜色不加深，冬季亦不消失。无自觉症状。雀斑样痣可作为独立病症存在，也可是某些遗传性综合征的特点之一，如面中部雀斑样痣、色素沉着-息肉综合征等。

【诊断】根据临床表现及组织病理可诊断，但有时应与雀斑鉴别，而且这些疾病偶可同时存在而造成诊断上的困难。

【治疗】一般不需治疗。需要时可行激光、冷冻、切除或试用脱色剂如氢醌霜等。

【参考照片】图10-7。

咖 啡 斑 痣

咖啡斑痣为界限清楚的色素沉着斑。本病多为先天性，幼年发病，出生时或出生后不久即已存在。除掌、跖外身体任何部位均可受累，多发于面部及躯干。有时和多发性神经纤维瘤病合并发生。

【临床表现】本病典型皮损为境界清楚的淡褐色斑片。皮损一片至数片，若直径>1.5 cm、数目>6个时，即可能伴有神经纤维瘤病。

【诊断】依据典型临床表现可诊断本病。

【治疗】本病通常不需治疗，若为美容，可选用激光治疗。

【参考照片】图10-8。

斑　痣

斑痣又称斑点状黑子或斑点状黑子样痣，多于出生时或幼年发病。无特定好发部位，皮肤及黏膜均可累及，以躯干多见。青春期生长较快，成年后不再扩大。偶有转变为恶性黑色素瘤者。

【临床表现】本病皮损特征为境界清楚的淡褐色斑片，直径数厘米至数十厘米不等，椭圆形或不规则状，上有散在的棕褐色斑疹或斑丘疹，数毫米大小。皮损可单发或多发，亦可呈节段分布。

【诊断】依据典型临床表现可诊断本病。

【治疗】本病一般不需治疗。如有需要，可使用激光治疗或手术切除后植皮。

【参考照片】图10-9。

局部多毛症

局部多毛症有先天性与获得性之别。先天性者可见于色素有毛痣、巨型色素痣，在隐性脊柱裂时常见有骶部丝状多毛或色素增深。获得性者常见于局部皮肤的慢性刺激，如下肢多毛可见于血管炎、脂膜炎、淋巴水肿等疾患，其他部位的多毛可见于长期紫外线照射、搔抓或者摩擦等。

【临床表现】

1. 先天性　出生时或幼年发病，常与痣样表现合并存在，也可单发。多毛境界清楚，可与痣的范围不一。毛发的直径、颜色和长度，常与患者年龄不相称。可有几种特殊类型。①脊柱裂伴多毛：患者骶尾部可见一簇黑毛是其特征，常伴有脊柱裂。②耳郭多毛：多见于男性，除耳郭多毛外，无其他异常。③肘部多毛：双肘部多毛，逐渐增多，5岁前开始逐渐减少。④中节指骨多毛：示指、中指、环指和小指中节指骨处多毛。

2. 后天性　常见于反复外伤、摩擦、刺激或炎症，皮肤受累区域的毛发可变粗变长；暂时性局限性毛增多症在种痘部位、水痘瘢痕和疣切除或激光脱毛部位可见。此外，狼疮性脂膜炎后脂肪营养不良性皮肤以及银屑病和硬斑病治疗后的皮损可表现为局部的毛发增多。

【诊断】根据局部毛发生长过盛或数量增多，不难诊断，关键在于确定发病原因。

【治疗】目前的治疗方法包括"霜剂"脱毛、电解和激光脱毛。剔毛和其他美容术（如拔毛）也可使用。

【参考照片】图10-19。

基底细胞瘤

基底细胞瘤又称基底细胞上皮瘤、基底细胞癌，为临床较常见的皮肤癌，生长缓慢，低度恶性。皮损多发者称为多发性基底细胞瘤。本病主要发生于老年人，可累及身体任何部位，尤其是头面颈部。目前病因不明，极少发生转移。

【临床表现】本病典型皮损为有珍珠样边缘的隆起性圆形或椭圆形斑块、结节，伴有毛细血管扩张，表面出现角化、糜烂、溃疡及结痂。皮损可累及全身各个部位，并可同时发生多个损害，除了典型损害外，还有几种临床变异型：①色素性基底细胞癌。②囊性基底细胞上皮瘤。③硬斑病样上皮瘤。④瘢痕性基底细胞癌。⑤侵蚀性溃疡。⑥浅表性基底细胞癌。⑦Pinkus纤维上皮瘤。⑧瘢痕疙瘩性基底细胞癌。⑨变异性基底细胞癌。⑩青年孤立性基底细胞癌。本病组织病理学的基本特点为肿瘤细胞呈大小不等的集合状，细胞形态大小较为一致，呈基底细胞样。周围细胞呈栅栏状排列，与周围组织间有裂隙形成。

【诊断】依据典型临床特征及组织病理可诊断本病。

【治疗】依据肿瘤的类型、大小、数目、部位选择不同的治疗方法。可外科切除、放疗、冷冻、激光治疗等。

【参考照片】图10-21。

网 状 青 斑

网状青斑又名大理石样皮肤、葡萄状青斑。早产婴幼儿可以出现网状青斑，一般多见于青年女性，好发于双下肢，直到髋部。多因严寒冬季保暖不好而发病，患有系统性红斑狼疮，进行性系统性硬皮病，血液病如冷球蛋白血症、巨球蛋白血症，慢性感染如结核、梅毒、麻风等慢性病的患者也会发生网状青斑，有些血管性血管炎的患者也会发生网状青斑。

【临床表现】皮肤呈大理石样纹路、树林样纹路或葡萄样纹路和颜色。一般患者总的特点为保暖不好，皮肤温度太低，用手触摸皮肤很凉，当添加衣服、保暖后皮损会消失。如由系统性疾病引起，则增添衣服也不能够完全缓解症状。

【诊断】继发于系统性疾病时，需根据病史，对原发疾病进行诊断。原发性网状青斑排除系统性疾病，结合皮疹特点及发病季节，不难诊断。

【治疗】口服血管扩张剂如烟酸、烟酰胺或硝苯地平等有效，局部加温保暖亦有好处。对于继发性网状青斑的患者应治疗原发病如系统性红斑狼疮、结核、皮肤小血管性血管炎等。

【参考照片】图10-22、10-23、10-24。

固定性药疹

固定性药疹较为常见，为药物过敏所致。主要药物有磺胺药、解热镇痛类、苯巴比妥类及四环素类等。

【临床表现】发病前3周内有用药史。典型皮疹为限局性圆形或椭圆形、水肿性鲜红或紫红斑、斑片，边界清楚。损害中央深紫红色，严重者可有水疱或大疱。愈后留有灰褐色或灰蓝色斑。轻者数日退，接触同类药物可再次发作，致残留色素沉着斑加深不退。全身都可以发生，好发于口唇、外生殖器、手足背等。局部灼热瘙痒。

【诊断】根据明确的用药史、病史及临床特征可以确定诊断。

【治疗】对轻症者可选用抗组胺药物口服，重者可加用甲泼尼龙等皮质类固醇激素。局部不渗出者可用皮质类固醇激素霜；皮损糜烂、渗液明显时，尤其是发于龟头及阴囊者尽量减少活动，选用硼酸水、庆大霉素生理盐水等溶液湿敷。

【参考照片】图10-25。

色素性荨麻疹

色素性荨麻疹是肥大细胞增生病的一种。其特征为持续存在的瘙痒性色素沉着斑和丘疹、结节，在机械性或化学性刺激下形成荨麻疹样损害。组织病理学显示皮损内有大量肥大细胞存在。

【临床表现】儿童型色素性荨麻疹通常在出生后几周内开始，表现为玫瑰色色素沉着斑、丘疹和结节，伴瘙痒。损害为圆形或卵圆形，直径5～15 mm不等，可互相融合。摩擦后有风团样损害。颜色从淡黄褐色至淡黄红色不等。皮损通常在青春期前消失，也可持续到成年。恶性系统性疾病罕见。

【诊断】根据典型的临床表现诊断不难，组织病理学可以确诊。

【治疗】儿童色素性荨麻疹多为自限性，预后良好。避免物理刺激和昆虫叮咬。H_1、H_2受体阻滞剂及抗5-羟色胺剂可以止痒、减少荨麻疹样发作。PUVA疗法也有效。

【参考照片】图10-26。

参 考 文 献

[1] 傅志宜. 临床皮肤病鉴别诊断学[M]. 北京：中国医药科技出版社，1990.

[2] 贾义光，袁兆庄. 性传播疾病图谱大全[M]. 长春：吉林科学技术出版社，1993.

[3] 靳培英. 少见皮肤病彩色图谱[M]. 北京：中国医学研究院协和医科大学联合出版社，1983.

[4] 廖元兴. 现代性病临床诊断彩色图谱[M]. 南昌：江西科学技术出版社，1997.

[5] 刘金中. 性传播疾病诊断彩色图谱[M]. 天津：天津科技翻译出版公司，2000.

[6] 宋芳吉. 性病图谱[M]. 沈阳：辽宁科学技术出版社，1989.

[7] 虞瑞尧. 现代皮肤病学彩色图谱[M]. 北京：人民军医出版社，1998.

[8] 吴志华. 现代皮肤病及性病彩色图谱[M]. 广州：广东人民出版社，2000.

[9] 吴志华. 现代性病学[M]. 广州：广东人民出版社，1996.

[10] 杨国亮，王侠生. 现代性病学[M]. 上海：上海医科大学出版社，1996.

[11] 赵辨. 临床皮肤病学[M]. 第3版. 南京：江苏科学技术出版社，2001.

[12] 朱学俊. 中国皮肤病图鉴[M]. 北京：人民卫生出版社，1998.

[13] Braun-Fal O. Dermatology[M]. New York: Springer-verlag Berlin Heidelberg, 1984.

[14] Farthing C.F. A color atlas of AIDS[M]. 2nd ed. London: Wolf Medical Publications LTD, Year Bool Medical Publisheris. Inc, 1986.

[15] Felman YM. Wellcom atlas of sexually transmitted diseases[M]. New York: Porl Row Publishers, 1985.

[16] Klaus Wolff. Fitzpatrick's dermatology in general medicine[M]. 7th ed. New York: The McGraw-Hill Companies Publisheris. Inc, 2008.

[17] Wisdom AV. A colour atlas of venereology[M]. 4th ed. London: Wolf Medical Publications LTD, 1983.

医学名词索引

后记

• 建筑家说：建筑是什么？是钢筋和水泥铸成的遗憾。那么。著作是什么？我不能以精辟的语言概述，但是我想自己编著这本书——《肛臀部病征鉴别诊断》及其姊妹篇是十足的知识、心血、剪刀与浆糊融成的遗憾。直至其完全编辑结束，反复看几遍，仍深感言之不足、言之欠简、言有累赘、言而不达，遗憾至极。

本书材料的积累及收集不记得从何时开始，分类、编辑大约在2001年7月着手，从2000余张照片中梳理、查证、分症、反复布列，书写文字不知有多少次，直到2010年8月底才基本完成，随后打印、删修，请专家审阅、斧正，至今尚未敢说是"功德圆满"。

正因为自己语言笨拙，难以用精彩、形象、生动的语言描述每一病征，最后还是借助了图片的语言，编成了"图谱"，把更大的想象空间留给了读者，希望得到读者的体谅。二维的平面图片仍有许多不足，真希望有一天能出一本三维图像的皮肤病性病专著以飨读者。

后人的成功，总是走在前人的足迹之上，我借用了前人的一些积累，谨向他们致以敬意。但是不敢骑在巨人的肩膀上，只想如牵牛花一样缘着巨树，在高处亮出一朵小花而已。这花一旦陨落，我希望她能成为后进者的路石。

正如地上本没有路，走的人多了，也便成了路。纵然遇到非议，本人甘为矢的，唯一的心愿是能发展皮肤科学。

期望的是同道的批评、指正，诚然更加希望的是支撑与共鸣！

苏敬泽

上海市皮肤病性病医院

2014年7月25日